ESTILO DE VIDA
Y LONGEVIDAD

ISBN-13:   Rústica   978-1-972696-00-2
             Libro electrónico   978-1-970309-99-7

ESTILO DE VIDA
Y LONGEVIDAD

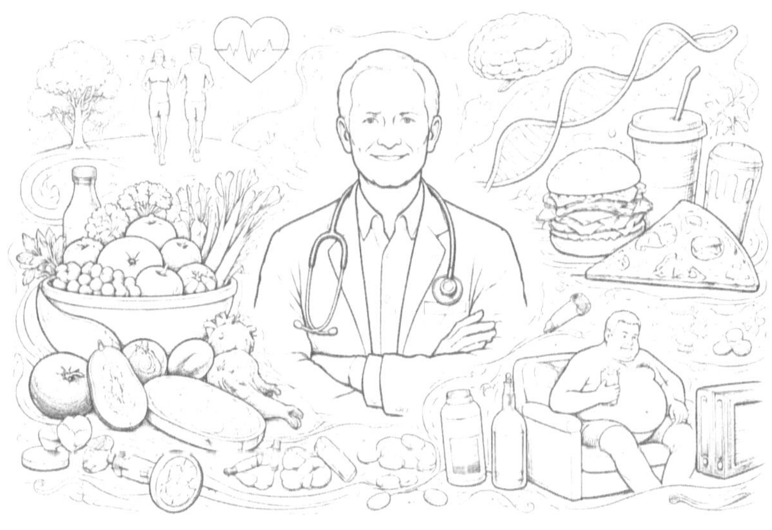

TOM TAYLOR

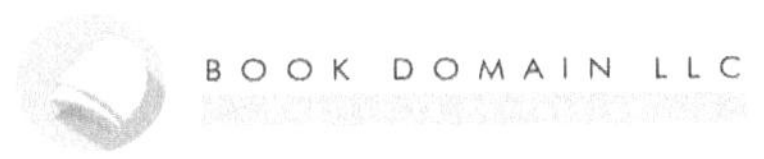

BOOK DOMAIN LLC

Me gustaría dedicar el libro

a Joy

Contenido

CAPÍTULO 1

INTRODUCCIÓN

Tuve una vida maravillosa y sin estrés hasta la edad de trece años. Mi papá me llamaba el chico más feliz del mundo. Luego una mañana desperté y me enteré de que Papá había tenido un infarto grave y estaba en el hospital, donde permaneció seis meses, sufriendo una serie de nuevos ataques al corazón. Tenía algo de sobrepeso, ya que había disfrutado de las tartas de manzana y natillas que mi madre horneaba. También fumaba, como la mayoría de los hombres adultos en aquellos tiempos. Regresó a casa para morir de otro infarto cuando yo era estudiante.

Esta experiencia cambió mi vida y destruyó mi sentido de seguridad. Una cosa que hizo por mí fue hacerme estudiar más en la escuela, ya que había decidido que quería estudiar medicina. Muchos años después, he pasado mi vida realizando cirugías, haciendo investigación y estudiando la dieta y la obesidad. He realizado más de mil bypass gástricos por obesidad y diabetes. Todavía estamos aprendiendo cuáles son los factores más importantes para prevenir las enfermedades cardíacas, la diabetes, las enfermedades vasculares y la demencia, que son las principales causas de muerte hoy en día y que comienzan a tener un impacto tal que empiezan a reducir la longevidad, a pesar de la evidencia que existe sobre el potencial de prolongar la vida mucho más.

Todos están interesados en los problemas de la longevidad: es la vida. Nuestros principales asesinos están todos relacionados con la dieta. "¿Cómo puedo influir en mi esperanza de vida, y a qué precio?" Me preguntan con frecuencia. Estadísticamente, hay numerosas observaciones y estudios científicos que señalan factores que influyen en la longevidad. Muchos de ellos son reales y actuales; muchos son controvertidos. En Gran Bretaña, por primera vez en este siglo, la esperanza de vida ha disminuido tanto en hombres como en mujeres. En contraste, hay más centenarios vivos que nunca antes.

Entre 1900 y 2000, la esperanza de vida se extendió desde mediados de los cuarenta hasta mediados de los setenta. Este fue el siglo en el que se produjeron avances tecnológicos enormes e inéditos. Por ejemplo, de que la mayoría de la gente utilizara vehículos tirados por caballos a ahora volar de Nueva York a Australia en un día. Para quienes vivían en los países occidentales, la comida se volvió más disponible y abundante, con acceso durante todo el año a la mayoría de los alimentos. La primera mitad del siglo estuvo marcada por dos guerras mundiales, cada una a una escala nunca antes vista. Estas guerras trajeron consigo necesidades que condujeron a innovaciones técnicas que terminaron por permitir a los ciudadanos tener acceso a sus propios automóviles y a viajar internacionalmente. El trabajo físico duro fue reemplazado por excavadoras mecánicas, herramientas agrícolas avanzadas y herramientas de construcción motorizadas, y con esto se produjo el cambio hacia un estilo de vida más sedentario y tipos de empleo diferentes.

La segunda mitad del siglo XX provocó una revolución en la atención médica. En los primeros años, la neumonía y la poliomielitis eran endémicas, junto con grandes brotes de enfermedades infecciosas como la viruela.

Al final de la Segunda Guerra Mundial solo existía un antibiótico revolucionario: la penicilina; no había trasplantes de tejidos, ni cirugía a corazón abierto, ni unidades de cuidados intensivos, ni quimioterapia, ni reemplazo de articulaciones. Las innovaciones médicas de esta mitad de siglo salvaron y prolongaron la vida de millones de personas, cada una de ellas sumando enormes costos a lo que ahora es el agujero sin fondo de la atención médica actual.

Probablemente, la mayor innovación en la atención médica en términos de salvar vidas fue la vacunación. La viruela ha sido eliminada en todo el mundo, las muertes por poliomielitis ya no existen, y el sarampión, la rubéola y las paperas se han convertido en enfermedades raras. Sin embargo, ahora existen nuevas enfermedades virales que son altamente letales, como el VIH y el Ébola. La influenza, aunque en cierta medida protegida por la vacunación, todavía representa una amenaza importante para la salud mundial como resultado de las mutaciones del virus hacia manifestaciones nuevas y más agresivas. Continuamente enfrentamos la posibilidad de un brote de una nueva mutación de la influenza que podría matar a millones de personas. El brote de influenza al final de la Primera Guerra Mundial afectó a un tercio de la población mundial y mató a más personas que la guerra.

No solo las nuevas vacunas han tenido un gran efecto, sino que otros estudios epidemiológicos han resaltado aspectos de nuestros estilos de vida que se ha demostrado que son un peligro para la salud y la longevidad. El más notable de estos fue el descubrimiento en la década de 1950 de que fumar causa muerte prematura en millones de personas como resultado de cáncer de pulmón, enfermedades vasculares, enfermedad cardíaca, bronquitis, enfisema y neumonía. Este descubrimiento ha llevado a medidas sociales de educación pública, advirtiendo sobre los peligros, lo que ha provocado una reducción masiva del consumo de tabaco en la sociedad.

La principal causa de muerte en el mundo occidental sigue siendo la enfermedad cardiovascular, que incluye trombosis coronaria, insuficiencia cardíaca y ictus. La cirugía a corazón abierto se desarrolló a finales de los años 60 y principios de los 70, y su uso se ha expandido exponencialmente. Se han realizado cientos de miles de injertos de bypass coronario con baja morbilidad y mortalidad y excelentes resultados a largo plazo. Las técnicas de revascularización del corazón se han vuelto ahora mínimamente invasivas, dilatando y aplicando stents los bloqueos arteriales pasando instrumentos desde una pequeña incisión en la ingle o el brazo superior a través del sistema arterial hasta el lugar de la enfermedad. Este es otro ámbito en el que los estudios de salud pública sobre la dieta y el tabaquismo pueden tener un gran impacto desde el punto de vista de la prevención de enfermedades, y los nuevos fármacos han tenido un gran impacto. Se requieren más estudios sobre estrategias para promover la prevención de la enfermedad. Los nuevos avances en cirugía cardíaca, tratamientos contra el cáncer y cirugía de trauma han dependido del desarrollo de unidades de cuidados intensivos de alta tecnología con ventiladores y medidas de apoyo activas y agresivas. Estas se desarrollaron a principios de la década de 1970 y se han vuelto progresivamente más avanzadas y sofisticadas. Al mismo tiempo, la quimioterapia para el cáncer se ha desarrollado y mejorado durante los últimos cincuenta años, produciendo una pro-longación de la vida. Enfermedades como el cáncer de mama y otras malignidades como la enfermedad de Hodgkin y el cáncer testicular han sido profundamente impactadas.

Hemos descubierto que nuestras principales enfermedades mortales están relacionadas con la dieta. Ahora se sabe que una dieta adecuada puede contribuir de manera significativa a la prevención y el tratamiento de enfermedades, especialmente el cáncer, la diabetes, las enfermedades cardiovasculares y la demencia. A lo largo de los años, ha habido mucha confusión en los consejos y recomendaciones dadas en relación con la dieta. En la década de 1950, la grasa animal fue criticada y culpada como el principal factor que contribuía a nuestro mayor asesino, la enfermedad cardíaca. Posteriormente, se le culpó por el cáncer de mama y de colon, así como por la hipertensión y el derrame cerebral. El consumo de café ha estado de moda y fuera de ella en las últimas décadas por varios trastornos, incluido el cáncer de páncreas y las enfermedades cardíacas. Actualmente se le vincula con la longevidad prolongada. El chocolate, también condenado en el pasado, ahora ha sido resucitado como un posible suplemento para evitar las enfermedades cardíacas. Un estudio reciente ha demostrado que tres barras de chocolate al mes pueden reducir las probabilidades y contribuir al manejo de la insuficiencia cardíaca. Investigaciones sobre más de medio millón de adultos mostraron un riesgo un 13% menor de insuficiencia cardíaca en aquellos que comían chocolate en comparación con aquellos que no consumían ninguno.

Ahora, los principales factores involucrados en los asesinos principales—enfermedades del corazón, accidentes cerebrovasculares, hipertensión, demencia y obesidad—están todos relacionados con los mismos factores dietéticos, y el enemigo principal es el azúcar. En los últimos años, ha habido un aumento notable en las muertes de mujeres jóvenes en los países occidentales porque han adoptado estilos de vida poco saludables. Están sucumbiendo principalmente a enfermedades que hasta ahora eran más comunes en los hombres. Los países donde más mujeres entre treinta y setenta años mueren de enfermedades importantes son Estados Unidos (11.8%), Países Bajos (9.7%), Dinamarca (9.5%) y el Reino Unido (9%). Esto contrasta con Portugal, Italia y España, donde la incidencia es inferior al 7%. Las enfermedades que causan la muerte de estas mujeres más jóvenes son la diabetes, las enfermedades del corazón, el cáncer y las enfermedades pulmonares. Las cifras generales para los hombres occidentales en este rango de edad que sucumben a estas enfermedades es del 13%. Un factor es la mayor cantidad de alcohol que consumen las mujeres, que ahora beben tanto como los hombres, y la evidencia muestra que más hombres han dejado de fumar que mujeres. En contraste, las muertes de mujeres orientales, donde beber y fumar es menos común, son mucho menores, con un 5%.

Sin duda, las decisiones recientes de estilo de vida de las mujeres son los principales contribuyentes al desarrollo de las mencionadas amenazas de vida no transmisibles. Existe información disponible para nosotros que puede conducir, de manera relativamente sencilla, a evitar, o al menos retrasar, la aparición de las enfermedades mortales de hoy, y estas están relacionadas con la dieta. Además, hay una gran cantidad de evidencia científica disponible que demuestra que fumar es un gran asesino. Fumar tabaco es lo peor que puedes hacer por tu salud.

Los factores principales para evaluar la importancia de diversas dietas se relacionan con la duración de los estudios y la fiabilidad de los datos recopilados. ¿Qué comiste ayer? ¿Cuántas calorías consumiste? ¿Cuánto bebiste? Me resulta difícil recordar lo que comí, cuánto y cuántas calorías ingerí, y eso es solo a corto plazo, sin mencionar durante muchos años. Obviamente ocurrirán muchos cambios en la dieta de la mayoría de las personas a lo largo de los años de su vida, y es difícil predecir el momento y la duración de la exposición a los componentes dietéticos esenciales. Sin embargo, podemos observar estudios ambientales que identifican algunas partes del mundo donde los residentes, durante toda su vida y por lo tanto consumiendo la misma dieta, viven por períodos extraordinariamente largos. Numerosos estudios epidemiológicos han analizado los factores en localidades donde parece haberse prolongado la longevidad. Por el contrario, a pesar de todos los numerosos estudios sobre la dieta y los problemas de salud asociados con la indiscreción dietética, el aumento de peso, la diabetes, las enfermedades cardíacas y los accidentes cerebrovasculares han aumentado anualmente y ahora están causando, por primera vez en más de un siglo, un acortamiento de la esperanza de vida.

Sin embargo, somos lo que comemos, y comer la dieta correcta a largo plazo sin duda puede prolongar la longevidad. La gran pregunta sigue siendo: ¿qué tipo de dieta debemos comer, cuánto y con qué frecuencia, y qué factores esenciales, como el ejercicio, acompañan a comer la dieta correcta? También nacemos con un conjunto predeterminado de genes de nuestros padres, que son difíciles, si no imposibles, de cambiar.

Debemos formar una estrategia a largo plazo. La vida no es una carrera de cien metros. Es un maratón, y la preparación debe construirse a lo largo de las décadas en previsión del largo plazo. Comienza en la vida temprana, y se pueden acumular "puntos" a lo largo de décadas sucesivas. La diabetes tipo II, totalmente relacionada con el exceso dietético, se está volviendo prevalente en la infancia, y el suicidio en la vida temprana es un problema creciente.

Mantenerse saludable a lo largo de la vida es importante para prevenir el aumento de peso, los problemas articulares y las condiciones que amenazan la vida en etapas posteriores. La dieta curativa debe ser a largo plazo, y, con suerte, una política de por vida, comenzando al menos en los veinte años, cuando se debe evitar la comida chatarra y el tabaquismo debe estar estrictamente prohibido. El suicidio es la principal causa de muerte en los veinte y treinta años. En los treinta, suele producirse un aumento de peso con la disminución del ejercicio y la ralentización del metabolismo. Pocos futbolistas de la Premier League siguen jugando para los clubes más importantes después de sus treinta años tempranos. En los cuarenta, el riesgo de condiciones de salud graves, como el cáncer y las enfermedades del corazón, comienza a aumentar. Las mujeres se vuelven sujetas a problemas menopáusicos, y su salud ósea comienza a estar amenazada. Los problemas que comienzan en los cuarenta progresan y se desarrollan aún más en los cincuenta, y los niveles de cáncer comienzan a aumentar. Los ataques cardíacos se convierten en la principal causa de muerte entre los hombres mayores de cincuenta. Los programas de detección de cáncer de mama y de colon son muy valiosos. En los sesenta, las enfermedades articulares se vuelven prevalentes e inhiben el ejercicio y la movilidad. La presión arterial y los niveles de colesterol tienden a elevarse, y los setenta anuncian un gran aumento de la demencia, que incrementa en los años siguientes y ahora posiblemente está a punto de superar a la enfermedad vascular como la causa más común de muerte.

Ha habido cambios masivos en el estilo de vida durante el último siglo. La humanidad ha evolucionado durante millones de años, pero solo en el último siglo el cambio se ha desarrollado a un ritmo imparable nunca antes experimentado. Hemos caminado por los caminos hacia y desde nuestros destinos, día tras día, durante miles de años. En los últimos miles de años, el medio de transporte más rápido era el caballo. En el último siglo, hemos desarrollado tecnologías que nos permiten viajar por el mundo en un día, de Nueva York a Australia. También nos hemos vuelto dependientes de la mecanización en todos los aspectos de la vida. Autobuses para ir a la escuela, coches para ir al trabajo, motores para cavar y labrar la tierra, para construir carreteras, edificios y bienes manufacturados. El efecto de acostarse frente a una pantalla comiendo y bebiendo alimentos con carbohidratos creó un nuevo modelo de humano. Nuestros estantes de supermercado están llenos de alimentos baratos, producidos en masa, de buen sabor y fácilmente disponibles que están llenos de calorías. Estos alimentos se muestran constantemente de manera atractiva en los anuncios en los televisores a los que la población se ha vuelto adicta.

Curiosamente, las personas que emigran a los Estados Unidos desde áreas pobres como América Latina y Asia adoptan estos estilos de vida occidentales y se vuelven obesas. La mejora de la nutrición ha hecho mucho para aumentar el rendimiento humano, físico y posiblemente intelectual, pero la nutrición moderna también ha creado el síndrome X, que está matando a miles de personas. El síndrome X es causado por la alteración de la química corporal que proviene de la falta de ejercicio y del consumo de azúcares refinados. Piensa en una bolsa de azúcar refinada de medio kilo. Piensa en 150 bolsas apiladas. Esto es lo que la persona promedio consume al año. Las latas de refresco contienen más de doscientas calorías por bebida, todas ellas carbohidratos refinados de azúcar. Hay el equivalente a nueve cucharaditas de azúcar en una lata de Coca-Cola.

Un estudio reciente de casi dos millones de muertes ha demostrado que la longevidad se relaciona notablemente con el índice de masa corporal (IMC). Un índice de masa corporal alto se relaciona con todas las principales causas de muerte, así como con causas menos comunes como la insuficiencia renal y hepática y también el suicidio. Cuanto mayor es el IMC, mayor es el impacto en la longevidad. Además, los niveles de IMC por debajo de lo normal también reducen la longevidad, posiblemente como resultado de una mala nutrición. Mantener un peso saludable es un equilibrio delicado de por vida que algunos logran más fácilmente que otros. Durante treinta años, un exceso de ingesta diario de tan solo siete calorías sobre el gasto producirá un aumento de peso de treinta y tres libras.

¿Cómo podemos mejorar la situación actual de salud pública? Nos enfrentamos al equivalente de una exterminación masiva. Echemos un vistazo a la evidencia.

CAPÍTULO 2

GENÉTICO

L A GENÉTICA ES EL ESTUDIO de la herencia y la variación de las características heredadas. Un gen está hecho de ADN, una compleja molécula de doble hélice que transmite instrucciones genéticas básicas. Estas instrucciones se utilizan para fabricar moléculas y controlar reacciones químicas. Los genes se transmiten de los padres a la descendencia, proporcionando la base de la herencia. Charles Darwin mostró que los individuos heredan una mezcla suave de rasgos de sus padres.

Sin duda, los genes desempeñan un papel importante en la longevidad. El proceso evolutivo ha llevado a la supervivencia del más apto, donde el cambio genético ha sido en gran medida responsable del aumento de la longevidad. Gran parte de la extensión de la esperanza de vida de más de treinta años lograda durante el siglo pasado puede atribuirse a varias razones no genéticas. Los genes, sin embargo, son responsables de un rango máximo de supervivencia predeterminado. Ningún hombre ha vivido jamás más de 115 años, y pocos alcanzan los noventa. Los centenarios son raros, pero existen con mayor frecuencia en algunas comunidades que en otras; los factores hereditarios son en parte responsables de esto. Los caimanes y algunas tortugas pueden vivir más de doscientos años, y los perros viven, en general, de diez a quince años debido a factores genéticos.

Sin embargo, por muy cuidadosamente que alimentes o cuides a tu perro, no hay manera de que viva más de veinte años, ya que este es un parámetro genéticamente programado y determinado.

A lo largo del proceso evolutivo, la esperanza de vida puede aumentar lentamente si hay una continuidad en la producción de descendencia sana. Las dietas pueden influir en la estabilidad y control genéticos, pero probablemente mediante un proceso muy lento. Por el contrario, se ha demostrado que el azúcar aumenta el envejecimiento en organismos primitivos al activar los genes RAS y PKA.

Gracias a la tecnología recientemente desarrollada en manipulación genética, organismos simples como la levadura pueden vivir hasta cinco veces más, y ciertos cultivos pueden crecer más fuertes y volverse más resistentes a enfermedades. A pesar de nuestro creciente conocimiento del ADN y del potencial para manipularlo, que ahora existe, hasta ahora no hemos podido hacer nada para influir en la longevidad. Sin embargo, la manipulación genética se ha utilizado recientemente para alterar las células T del propio cuerpo del paciente, que luego se reinyectan y se usan para tratar cánceres de sangre. Esto está en sus inicios y, en última instancia, podría extenderse al tratamiento de tumores sólidos, como el cáncer de mama y de pulmón, y potencialmente afectar la longevidad. Por lo tanto, existe un potencial en la manipulación genética para aumentar la expectativa de vida.

Los genes pueden desempeñar un papel importante en las familias que pueden tener características de mayor longevidad. Claramente, son un factor predominante que determina cuánto puede esperarse que viva una especie. Los chimpancés tienen una secuencia de ADN que equivale al 95% de la del hombre, pero nunca viven más allá de los cincuenta años. El comportamiento y control de los genes que pueden influir en la longevidad y la enfermedad requiere un estudio más detallado, y la tecnología está volviéndose disponible para lograr esto. Los desafíos que enfrentan los genetistas al reajustar el reloj de tiempo controlado genéticamente son inmensos y actualmente se encuentran en un futuro lejano.

CAPÍTULO 3

EPIDEMIOLOGÍA

L A EPIDEMIOLOGÍA ES EL MÉTODO utilizado para encontrar causas de resultados de salud y enfermedades en las poblaciones. En epidemiología, el paciente es la comunidad, y los individuos se consideran de manera colectiva. La forma definitiva de evaluar un medicamento o un método de tratamiento es mediante la realización de un ensayo clínico controlado aleatorizado. Esto es prácticamente imposible en términos de evaluar los roles de muchos factores, como las diferencias dietéticas, en la longevidad, ya que los períodos de estudio serían demasiado largos para hacer factible un tipo de estudio estándar. Sin embargo, se pueden hacer comparaciones precisas de comunidades de vida larga y de vida más corta al observar estudios epidemiológicos. Estos pueden identificar áreas geográficas donde existen poblaciones longevas en comunidades estables y luego observar el efecto en su longevidad si se trasladan, a largo plazo, a un entorno totalmente diferente.

Al considerar las diferencias dietéticas, no solo es importante el contenido de la dieta, sino también la cantidad que se consume. Los ratones y ratas alimentados con dietas bajas en calorías pueden vivir hasta un 40% más. Estudios a largo plazo en monos han demostrado que aquellos alimentádos con una dieta baja en calorías viven más tiempo y son menos propensos a enfermedades. Los estudios de poblaciones longevas pueden compararse con otras poblaciones a corto plazo cuando salen a la luz diferencias dietéticas y de otro tipo y se acumulan datos valiosos. Los factores dietéticos, aunque fundamentales, no son los únicos factores a considerar. Hay personas en Ecuador que son longevas, probablemente como resultado de diferencias genéticas, y hay personas en países mediterráneos cuya longevidad depende de la dieta. Los italianos genéticamente indígenas que viven en áreas del norte de Italia viven largas vidas, pero los italianos que viven en Chicago aumentan su incidencia de enfermedades occidentales—diabetes, enfermedades del corazón, accidente cerebrovascular y obesidad—en comparación con los familiares que permanecen en Italia. Comen tocino, salchicha, huevos, pasta, pan blanco, carne roja y queso. Gran parte de la comida que consumen está frita y se acompaña con bebidas azucaradas. Los estudios poblacionales muestran una asociación entre la longevidad y una dieta baja en proteínas animales y rica en carbohidratos complejos que se encuentran en vegetales, aceite de oliva y legumbres. Aunque el consumo excesivo de azúcar es la principal causa de la diabetes, el alto consumo de proteínas y grasas saturadas también predispone al cáncer y la diabetes. Una dieta mediterránea con alto contenido de aceite de oliva y nueces se asocia con una reducción de los eventos cardiovasculares y la mortalidad. Un jefe mío anterior, el Dr. Michael DeBakey, era muy delgado, comía poco y frecuentemente picaba nueces. Vivió hasta la edad de noventa y nueve años y trabajó hasta el final de su vida.

Cuando se mantienen a largo plazo dietas que reducen la ingesta calórica en un 20% o más, existe el riesgo de que afecten procesos metabólicos necesarios, incluida la cicatrización de heridas, la respuesta inmune y la tolerancia a bajas temperaturas. La pérdida excesiva de cabello es un signo temprano de nutrición inadecuada, por lo que es necesario mantener una dieta equilibrada adecuada a lo largo de toda la vida.

Cuando se mantienen a largo plazo dietas que reducen la ingesta calórica en un 20% o más, existe el riesgo de que afecten procesos metabólicos necesarios, incluida la cicatrización de heridas, la respuesta inmune y la tolerancia a bajas temperaturas. La pérdida excesiva de cabello es un signo temprano de nutrición inadecuada, por lo que es necesario mantener una dieta equilibrada adecuada a lo largo de toda la vida.

Se han realizado estudios intensivos sobre las poblaciones en Japón, Italia, California y Ecuador, donde hay una alta prevalencia de centenarios. Los estudios californianos son particularmente interesantes, ya que hay una gran mezcla racial, y las personas que se mudan de otros países a California, como los japoneses de segunda generación, desarrollan el patrón de enfermedad y las tasas de mortalidad comparativas similares a las de los californianos autóctonos, que son diferentes a las de su propio país. La diferencia en el estilo de vida se puede atribuir en gran medida al cambio en la dieta. Los países con poblaciones longevas comparten dietas en gran parte basadas en plantas, que son relativamente bajas en proteínas, carbohidratos refinados y grasas trans. Tienen una ingesta calórica relativamente baja, y la obesidad prácticamente no existe.

En Okinawa, Japón, la población longeva consume solo una décima parte de la cantidad de carne, huevos y productos lácteos en comparación con la dieta estadounidense, pero comen el doble de verduras, tres veces más cereales y diez veces más pescado. Esta población también se dedica a mucho ejercicio físico. En comunidades italianas longevas, la evidencia apunta a dietas bajas en proteínas, altas en verduras y basadas en aceite de oliva, pero parece haber un efecto beneficioso al aumentar la ingesta de proteínas en las décadas avanzadas de la vida, ya que esto preserva la fuerza muscular y la movilidad. Varias áreas en Italia muestran una longevidad pronunciada, y todas comparten una dieta compuesta en gran parte por muchas verduras y pan integral. El norte de Italia tiene una de las mayores proporciones de centenarios en el mundo. También hay un área en el sur de Italia que tiene uno de los números más altos de centenarios. Allí viven con una dieta baja en proteínas, de otro modo mediterránea. En California, los adventistas viven en promedio de seis a diez años más que la persona promedio y siguen una dieta rica en vegetales, legumbres y nueces.

La incidencia de enfermedades también varía ampliamente en diferentes partes del mundo. En Okinawa, la incidencia de cáncer de mama es una sexta parte, y la de cáncer de próstata una séptima parte, de la que hay en EE. UU. Los indígenas de Groenlandia han vivido tradicionalmente con una dieta que consiste en carne y grasa de focas y ballenas. Estos mamíferos se alimentan de peces cuya carne tiene una alta concentración de ácidos grasos omega-3. Las enfermedades del corazón son extremadamente raras entre los nativos indígenas clásicos de Groenlandia. Varios estudios han demostrado que comer pescado reduce la muerte por enfermedades del corazón.

El tamaño, la fuerza y la movilidad humanos han continuado aumentando o mejorando año tras año, al igual que, probablemente, la capacidad intelectual. En 1954, Roger Bannister corrió la milla en menos de cuatro minutos, una barrera hasta entonces considerada inalcanzable. Sin embargo, ahora muchos corredores de media distancia rompen consistentemente la milla de cuatro minutos, y el récord ha bajado a tres minutos y cuarenta y tres segundos. Es difícil saber si la dieta, el entrenamiento, la genética o la evolución es el factor principal responsable de esto.

CAPÍTULO 4

EJERCICIO Y LARGA VIDA

LA IMPORTANCIA DEL GASTO DE energía no puede ser exagerada como un tema fundamental que contribuye a la buena salud a lo largo de la vida. La inactividad física es un factor importante que contribuye a los principales asesinos. Mientras que en número creciente, a menudo muchos miles en un solo centro (como en Londres, Nueva York, Houston), corren maratones, muchos más se abstienen de participar en cualquier forma de actividad física. El gasto de energía física varía desde funciones estáticas, como aumentar y disminuir rápidamente el tono muscular, hasta moverse voluntariamente en actividades atléticas, como correr. El gasto de energía de la actividad diaria mínima en una persona que no hace ejercicio es aproximadamente un 50% mayor que la tasa metabólica basal, siendo esta última la cantidad de gasto energético requerida para mantener la estabilidad de un individuo mientras está completamente en reposo, como estar acostado en la cama todo el día. Las personas moderadamente activas añaden aproximadamente otro 20% a esta cifra. Las mujeres tienden a gastar menos calorías en la actividad física que los hombres. Los individuos obesos muestran una variedad reducida de movimientos finos, como moverse en la silla y gesticular, en comparación con los de peso normal.

Las actividades normales del día a día queman entre 500 y 1,000 calorías. Caminar de manera constante utiliza 300 calorías por hora, andar en bicicleta 400 calorías, y correr, remar y nadar entre 500 y 600 calorías por hora. El levantamiento de pesas continuo, como en body pump, puede gastar hasta 600 calorías por hora y aumenta el gasto energético del cuerpo durante las siguientes seis a ocho horas, hasta un exceso de 600 calorías adicionales sobre el nivel basal.

Los efectos del ejercicio físico en relación con el gasto energético total diario son relativamente pequeños. Es poco probable que muchos ejerciten durante más de una hora al día, aumentando así su energía de reposo de dos mil calorías en más de seiscientas calorías adicionales. El ejercicio es excelente para la salud y como parte de un régimen de tratamiento dietético, pero no contribuye tanto como la reducción de la ingesta de alimentos a la pérdida de peso. Debe formar parte del régimen dietético y, como tal, es un auxiliar útil para la reducción de peso y el mantenimiento de un peso corporal saludable.

La mayoría de los estudios que ponen énfasis en el ejercicio presentan una alta tasa de deserción, incluso cuando el programa dura solo unas pocas semanas o meses. Cuanto más duro es el programa de ejercicio, mayor es la tasa de deserción. Los gimnasios tienden a recaudar más dinero de los miembros que no asisten que de aquellos que los usan regularmente.

Es posible que la disminución de la actividad que ocurre con el envejecimiento pueda formar la base para la reducción de la masa muscular y la masa corporal magra a medida que las personas envejecen. La sustitución del tejido magro por grasa asociada con el envejecimiento agrava el problema del desequilibrio energético, ya que la necesidad basal de energía disminuye con la reducción total del tejido magro metabólicamente activo. Esto conducirá a una caída aún mayor de la tasa metabólica basal y a una tendencia a ganar grasa corporal inerte.

El ejercicio es bueno para el sistema cardiovascular, particularmente aquel que aumenta la frecuencia cardíaca. El ejercicio regular es importante en la vejez y tiende a mejorar la psicología de una persona y su sentido de bienestar, probablemente por la producción de endorfinas. El gasto de energía en sí mismo no aumenta la masa muscular, aunque levantar pesas, junto con la ingesta de proteínas, sí lo hace. El ejercicio ayuda a mantener la masa corporal magra. No solo los efectos del ejercicio aeróbico son positivos, sino que trabajar con pesas aumenta la proporción de proteína corporal respecto a la grasa corporal, lo cual es beneficioso, y esto también estimula la actividad metabólica. El ejercicio también es bueno para el cerebro. Además, el ejercicio tiende a mejorar el sistema inmunológico, que de otro modo se debilita con la edad.

Es importante hacer ejercicio a lo largo de la vida, particularmente con el avance de la edad. Ayuda a la reducción de peso, pero no es un factor tan importante como la restricción dietética. Sin embargo, por agotador que sea correr un maratón, quema unas tres mil calorías, menos de lo que se consume en una gran cena de Acción de Gracias.

La falta de ejercicio es un factor importante en la ecuación de la obesidad. Cuanto menos camine una persona en sus actividades diarias, más probable es que tenga sobrepeso. El ejercicio incrementa el rendimiento académico, la asertividad, la confianza, la estabilidad emocional, la independencia, la memoria, el estado de ánimo, la satisfacción sexual y el bienestar. Además, los programas de ejercicio disminuyen la ira, la ansiedad, la depresión e incluso el abuso de alcohol. Los programas de ejercicio son seleccionados por aquellos que están relativamente en forma. Las personas obesas, por ejemplo, a menudo se oponen a los programas de ejercicio. Son cohibidas, carecen de autoestima y con frecuencia tienen dificultad para realizar los ejercicios requeridos porque llevan tanta grasa extra que pueden verse limitadas por la falta de aliento, dolores en las articulaciones y simplemente dificultad para manejar el exceso de peso.

Muchos pacientes con obesidad mórbida están demasiado discapacitados para hacer ejercicio o incluso para subir un tramo de escaleras. Aquellos que se unen a programas de ejercicio con frecuencia se desilusionan pronto por los resultados lentos que se logran y por el hecho de que una lata de Coca-Cola contiene más calorías que las que se gastan en un programa de ejercicio de treinta minutos.

La importancia del ejercicio no puede ser subestimada. Es importante para prevenir ataques cardíacos, accidentes cerebrovasculares y el desarrollo de la diabetes. El ejercicio no necesariamente aumenta el hambre. De hecho, una caminata de treinta a cuarenta minutos, debido a que proporciona un impulso de endorfinas, puede llevar a una supresión del apetito. Además, los resultados de participar en un programa de ejercicios son un desincentivo para que la persona luego vuelva a casa y consuma cantidades excesivas de comida.

Finalmente, el ejercicio no solo quema calorías, sino que tiende a aumentar la tasa metabólica basal, lo que conduce a una mayor reducción de la carga calórica ingerida. Otra manifestación útil del ejercicio es que estimula la producción de músculo y convierte la grasa en músculo. Además, el impulso de endorfinas producido por el ejercicio resulta en una sensación de bienestar que permite a las personas adoptar una actitud más positiva hacia la vida y sus problemas.

CAPÍTULO 5

DIFERENCIAS ENTRE LOS SEXOS

Todos los estudios han demostrado que las mujeres tienden a vivir más tiempo que los hombres. La distribución de las enfermedades, aunque no su prevalencia, es la misma. Una de cada ocho mujeres desarrollará cáncer de mama, y una gran proporción de hombres mayores sufrirá de cáncer de próstata, aunque la mortalidad por esto es menor que la del cáncer de mama en mujeres. Hay diferencias identificables entre los sexos, pero los principales causantes de muerte tienden a ser consistentes en las poblaciones masculinas y femeninas.

Vivir hasta la edad avanzada de noventa años depende del tamaño del cuerpo, la altura y el peso, así como del nivel de actividad física, que parece influir más en el estilo de vida de una mujer que en el de un hombre. Un estudio reciente mostró que las mujeres que viven hasta los noventa años eran, en promedio, más altas y habían aumentado menos de peso desde los veinte años en comparación con las mujeres más bajas y con mayor peso. No se observó tal asociación en los hombres. Sin embargo, los hombres obtuvieron más beneficios de la actividad física que las mujeres.

En 1986, los investigadores preguntaron a más de siete mil hombres y mujeres noruegos entre las edades de cincuenta y cinco y sesenta y nueve años sobre su altura, peso actual y su peso a los veinte años. Ambos géneros también informaron a los investigadores sobre sus niveles actuales de actividad física, que incluían caminar, jardinería, mejoras en el hogar, andar en bicicleta y deportes. Luego, los hombres y mujeres fueron clasificados en cuotas de actividad diaria: menos de treinta minutos, de treinta a sesenta minutos y noventa minutos o más. Los grupos fueron monitoreados hasta que murieron o alcanzaron la edad de noventa años. De los 7,807 participantes, 433 hombres y 994 mujeres vivieron hasta esa edad. También se tomaron en cuenta factores que podrían afectar la longevidad, como el consumo actual o pasado de tabaco y el nivel de consumo de alcohol.

Los hombres y las mujeres en el estudio tuvieron resultados muy diferentes en lo que respecta al impacto del tamaño del cuerpo y el ejercicio. Las mujeres que pesaban menos a los veinte años y aumentaron menos de peso a medida que envejecían tenían más probabilidades de vivir más que las mujeres con más peso. La altura fue un factor importante; el estudio encontró que las mujeres que medían más de cinco pies y nueve pulgadas tenían un 31% más de probabilidades de llegar a los noventa años que las mujeres que medían menos de cinco pies y tres pulgadas. Ni la altura ni el peso parecían influir en si los hombres alcanzaban los noventa años, pero sí lo hacía el nivel de actividad.

Los hombres que pasaban noventa minutos o más siendo activos tenían un 39% más de probabilidades de vivir hasta los noventa años que los hombres que eran físicamente activos menos de treinta minutos al día. Además, por cada treinta minutos al día que los hombres eran activos, tenían un 5% más de probabilidades de alcanzar esa edad.

En contraste, las mujeres que eran físicamente activas durante más de sesenta minutos al día tenían solo un 21% más de probabilidades de vivir hasta los noventa que aquellas que lo hacían durante treinta minutos o menos, y más allá de eso no había ningún beneficio adicional por aumentar la actividad. El estudio encontró que el nivel óptimo de ejercicio o actividad para las mujeres era de sesenta minutos por día.

CAPÍTULO 6

DIABETES

L A DIABETES ES UN TRASTORNO metabólico crónico que conduce a concentraciones anormalmente altas de azúcar en la sangre. Es causada por la producción inadecuada de insulina por el páncreas. Existen dos tipos principales de diabetes: tipo 1 y tipo 2. En la diabetes tipo 1, el sistema inmunológico destruye las células del páncreas que producen insulina. La diabetes tipo 2 se asocia con mayor frecuencia a la obesidad y, con el tiempo, se desarrolla resistencia a la insulina.

En 2015, 30,3 millones de personas en los Estados Unidos, o el 9,4% de la población, tenían diabetes, y la enfermedad afecta a una de cada cuatro personas mayores de sesenta y cinco años. Los factores de riesgo para el desarrollo de la diabetes tipo 2, que afecta a más del 90% de los pacientes con obesidad, son la inactividad física, los factores genéticos, la raza y la hipertensión. La diabetes es una enfermedad grave y puede conducir a problemas como enfermedades del corazón, accidentes cerebrovasculares, insuficiencia renal, problemas oculares que conducen a la ceguera, enfermedades dentales, daño nervioso que produce pérdida de sensibilidad y dificultad para caminar, y problemas vasculares como la gangrena.

Estamos experimentando una epidemia de diabetes, que está provocando más de un millón de casos de enfermedades del corazón cada año. Esto está produciendo insuficiencia cardíaca, ataques cardíacos, angina y derrames cerebrales, los cuales están vinculados a estilos de vida poco saludables. Aproximadamente la mitad de los derrames cerebrales son fatales, y un tercio de los pacientes con insuficiencia cardíaca morirá dentro de un año. Niños de tan solo nueve años ahora están sufriendo de diabetes. Ahora se considera la crisis de salud de más rápido crecimiento de su tiempo. El costo general del tratamiento es de aproximadamente 50 mil millones de dólares por año. Aproximadamente un tercio de los casos de enfermedades del corazón y una quinta parte de todos los derrames cerebrales están vinculados a la diabetes. La diabetes tipo 2 es en gran medida prevenible mediante dieta y ejercicio. Aquellos con diabetes tienen aproximadamente cuatro veces más probabilidades de sufrir un ataque cardíaco o derrame cerebral. Hombres y mujeres de entre treinta y cinco y sesenta y cuatro años con diabetes tipo 2 tienen muchas más probabilidades de morir prematuramente en comparación con aquellos que no tienen esta condición. Aquellos con diabetes tipo 1, que no está vinculada a la dieta ni a la obesidad, tienen de tres a cuatro veces más probabilidades de morir prematuramente. Los pacientes con diabetes tipo 2 tienen un 30% más de posibilidades de ser diagnosticados con cáncer y tienen una tasa de supervivencia mucho peor. Las mujeres tienen un 31% más de riesgo; para los hombres, el riesgo aumentado es del 22%.

Trece tipos de cáncer en diabéticos aumentan en comparación con la población normal, incluyendo mama, colon e hígado; estos están asociados con la obesidad. La incidencia de cáncer de pulmón y de piel, que no están relacionados con la obesidad, también aumenta en diabéticos. Los hallazgos sugieren que la diabetes en sí está directamente relacionada con el riesgo de cáncer, lo que los científicos creen que podría deberse a que los niveles altos de azúcar en la sangre causan daño al ADN que predispone a malignidades. Los cánceres relacionados con la obesidad presentan su mayor riesgo en hombres diabéticos. Ellos tienen un aumento del 84% en el riesgo de morir por estos cánceres; en mujeres, el aumento es del 48%. Para los cánceres no relacionados con la obesidad, las muertes por cáncer aumentan en diabéticos en un 18% en mujeres y un 5% en hombres. Un estudio sobre medio millón de diabéticos mostró un aumento del 231% en el riesgo de cáncer de hígado, 119% de páncreas, 30% de pulmón y 20% de vejiga. Estos hallazgos subrayan la importancia de una prevención y tratamiento más activos de la diabetes. La investigación ha demostrado que el ayuno puede reducir el riesgo de cáncer al disminuir el peso y los niveles de insulina. El ayuno intermitente hace que el cuerpo cambie la fuente de energía de la glucosa a las células grasas, lo que puede estimular la actividad en el cerebro. La industria alimentaria no ha actuado mediante la reformulación de los productos de comida rápida. Es urgentemente necesario introducir una regulación firme para reducir el contenido de azúcar y grasa de los alimentos y disminuir la publicidad de comida rápida poco saludable.

El hombre antiguo, durante muchos miles de años, consumía carbohidratos sin refinar como parte de la dieta del tipo cazador-recolector. Con estas dietas, el páncreas se estimulaba en menor medida que con las dietas actuales. Hasta hace doscientos años, los seres humanos consumían menos de una libra de azúcares refinados por año. Ahora, como se ha indicado, se consumen 150 libras por año.

Los fabricantes de azúcar, los productores de cola y la industria de alimentos envasados han allanado el camino hacia la situación actual. Se podría decir que los fabricantes de azúcar han contribuido a más muertes que todas las guerras juntas. Ahora consumimos cantidades crecientes de carbohidratos en forma de azúcares simples. Todos los carbohidratos se descomponen en azúcares simples, principalmente glucosa. La glucosa mantiene el nivel de azúcar en la sangre estable en personas no diabéticas. Solo una pequeña cantidad de seiscientos gramos de carbohidratos se almacena en el hígado, y un poco se almacena en el músculo. Cualquier glucosa restante se convierte y almacena como grasa.

Los almidones complejos que se encuentran en los vegetales se absorben menos rápidamente y se descomponen lentamente en glucosa, lo que protege el nivel de glucosa en la sangre de aumentar rápidamente. Es la rápida absorción de carbohidratos refinados ingeridos la que incrementa la concentración de azúcar en la sangre y estimula la secreción de insulina. Las personas sanas secretan aproximadamente entre veinticinco y treinta unidades de insulina por día desde el páncreas. La insulina introduce la glucosa en las células, donde se almacena. La insulina evita que el nivel de glucosa en la sangre aumente. Demasiada insulina puede producir niveles peligrosamente bajos de azúcar en la sangre, lo que puede llevar a la pérdida de la conciencia y, posiblemente, a la muerte.

La producción y utilización de insulina es clave para la diabetes, ya que permite que los azúcares entren en las células y proporcionen energía. Cuando la cerradura está defectuosa, los azúcares no pueden entrar en las células. Se acumulan en el torrente sanguíneo, causando daño. Llevar exceso de grasa en el cuerpo añade dificultad al trabajo de la insulina. Si el azúcar circulante no puede entrar en las células, el páncreas continúa bombeando cada vez más insulina. En última instancia, la producción excesiva de insulina puede exceder el objetivo y producir una caída marcada en la concentración de azúcar en la sangre, lo que causa una poderosa estimulación del apetito y aumento de peso.

Los diabéticos cuyo nivel de azúcar en la sangre está mal controlado están continuamente produciendo insulina, a la que se vuelven cada vez más resistentes. Los altos niveles de azúcar en la sangre dañan otros órganos, en particular el ojo y el riñón, lo que conduce a la ceguera y la insuficiencia renal. Los extremos de concentración de azúcar en la sangre, tanto bajos como altos, pueden conducir al coma, lo cual pone en peligro la vida. Los diabéticos también tienen una marcada tendencia a desarrollar arteriosclerosis acelerada.

La ingesta excesiva de glucosa durante un período prolongado produce resistencia a la insulina. Luego, se produce una disminución en la respuesta, en la que las células grasas, las células del hígado y las células musculares se vuelven insensibles a la insulina y las concentraciones de glucosa en sangre aumentan. La resistencia a la insulina es un factor importante en el desarrollo de la obesidad. Los altos niveles de insulina circulante hacen que el cuerpo almacene la mayor cantidad de grasa posible, y la resistencia también conduce a hipertensión, enfermedades cardíacas y accidentes cerebrovasculares. Una reducción significativa en la ingesta de azúcar disminuirá los niveles máximos de insulina y, en última instancia, reducirá la resistencia a la insulina.

No se conocen completamente las razones precisas por las que ocurre la resistencia a la insulina. La resistencia a la insulina puede ser hereditaria y se ve agravada por una dieta deficiente y estilos de vida poco saludables, particularmente fumar y beber. La diabetes tipo 2 responde bien a los cambios en el estilo de vida y, en la mayoría de los casos, responderá a cambios en la dieta, aumento del ejercicio y pérdida de peso. Es casi totalmente prevenible, pero no obstante la incidencia se ha duplicado en veinte años y se predice que continuará aumentando en el futuro previsible.

En el torrente sanguíneo, la insulina convierte los azúcares en pequeñas partículas de grasa llamadas triglicéridos. Esto provoca almacenamiento de grasa, arteriosclerosis, enfermedad de las arterias coronarias, enfermedad vascular periférica y accidente cerebrovascular. Los triglicéridos y el colesterol en altas concentraciones en el torrente sanguíneo son los principales factores predictivos de la arteriosclerosis. Hay dos tipos de colesterol: colesterol de lipoproteínas de alta densidad y de baja densidad, conocidos como HDL y LDL.

El colesterol de lipoproteínas de alta densidad es colesterol bueno, siendo protector, y el colesterol de lipoproteínas de baja densidad es colesterol malo y es el principal factor en causar daño al sistema vascular. El proceso de arteriosclerosis, o endurecimiento de las arterias, todavía el principal asesino, comienza con la deposición de rayas o placas de colesterol amarillento-gris sobre el revestimiento de los vasos sanguíneos. Con el tiempo, estas placas se elevan y endurecen, estrechando vasos sanguíneos cruciales y llevando a trombosis o bloqueo completo de los vasos sanguíneos. Cuando este proceso ocurre en las arterias coronarias, conduce a angina y dolor intenso en el centro del pecho, que a veces se irradia al cuello y al brazo. El dolor resulta de la falta de suministro de sangre al músculo del corazón y la muerte de este músculo esencial. En última instancia, las arterias coronarias pueden llegar a estar completamente ocluidas. es hiperinsulinismo. Esta es una condición conocida como trombosis coronaria, que corta el suministro de sangre al músculo del corazón. Esta condición, también denominada infarto de miocardio, sigue siendo la principal causa de muerte en la civilización occidental hoy en día. El factor predictivo más fuerte de la arteriosclerosis es el hiperinsulinismo.

Otro problema asociado con el hiperinsulinismo y los niveles altos de glucosa en la sangre es la hipertensión, o presión arterial alta. La mayoría de los casos de hipertensión se atribuyen al hiperinsulinismo, y esto generalmente precede al estado diabético evidente, a veces llamado prediabetes. La hipertensión, en sí misma, predispone a la enfermedad de las arterias coronarias, al accidente cerebrovascular y a la insuficiencia renal.

Durante muchos años, prevaleció la filosofía sobre los efectos perjudiciales de la grasa ingerida. Hace cincuenta años, se pensaba que el principal villano en la producción de la creciente ola de ataques cardíacos y accidentes cerebrovasculares era la grasa animal. Antes de 1900, la trombosis coronaria era rara. Sin embargo, actualmente hay una cantidad cada vez mayor de evidencia de que las grasas insaturadas no trans son buenas para nosotros. Estas no son necesariamente las grasas de la margarina; son grasas como el aceite de oliva y las que se encuentran en los aguacates.

Como se mencionó en el Capítulo 3, se sabe desde hace mucho tiempo que las razas mediterráneas tienen una incidencia mucho menor de enfermedad coronaria y accidente cerebrovascular que los europeos del norte. Esto puede estar relacionado con una dieta rica en grasas insaturadas que contienen ácidos grasos omega-3. Un estudio comúnmente citado, el estudio del corazón de Lyon, examinó la influencia de un sustituto de la mantequilla, el aceite de canola, que es una grasa monoinsaturada con ácidos grasos omega-3. En una serie de pacientes, todos los cuales habían tenido previamente un ataque cardíaco, hubo una disminución del 70% en los ataques cardíacos posteriores en aquellos que recibieron las grasas buenas. Otro estudio, el ensayo de prevención Gissi, mostró que las cápsulas de aceite de pescado que contienen ácidos grasos omega-3 disminuyeron las muertes súbitas por ataques cardíacos y accidentes cerebrovasculares. Por lo tanto, los ácidos grasos omega-3, abundantes en el pescado, parecían conferir cierta protección contra el desarrollo de ataques cardíacos y accidentes cerebrovasculares.

Los ácidos grasos omega-3 en dosis altas también son eficaces para tratar la depresión. Además, varios estudios han demostrado que los frutos secos, que contienen muchas grasas insaturadas, son protectores contra los ataques cardíacos y los accidentes cerebrovasculares.

Las grasas buenas son ácidos grasos esenciales que se dividen en dos categorías principales: omega-3 y omega-6. Los ácidos grasos omega-3 se encuentran en hojas y semillas de plantas, yemas de huevo y en salmón, arenque, bacalao, atún y caballa. Los ácidos grasos omega-6 se encuentran en semillas de plantas, especialmente en grosellas negras. Además, existen los ácidos grasos omega-9, cuyo más abundante, el ácido oleico, se encuentra en el aceite de oliva, algunos frutos secos y aguacates.

La Asociación Americana del Corazón ha declarado durante muchos años que consumir grasas saturadas como la mantequilla y la manteca acelerará el proceso de arteriosclerosis y conducirá a la obstrucción de las arterias y trombosis. Por el contrario, se pensaba que comer alimentos ricos en grasas poliinsaturadas ayudaba a mantener las arterias despejadas. Robert Atkins, conocido por la dieta Atkins, se manifestó en fuerte oposición a dicho principio, defendiendo una dieta alta en grasas y proteínas. Quizás irónicamente, Atkins murió de un infarto mientras trotaba. Incluso el famoso estudio de larga trayectoria y más citado, el estudio de Framingham, reconoció que existía incertidumbre en torno a las recomendaciones anteriores. Apoyando la posición de Atkins, Cestelli ha declarado: "Encontramos que las personas que comían más colesterol, o más grasa saturada, o incluso más calorías provenientes de la grasa, pesaban menos y eran las más activas físicamente."

En marcado contraste, hay mucha evidencia de que los medicamentos para reducir el colesterol ampliamente utilizados, las estatinas, pueden reducir radicalmente las muertes por enfermedad de las arterias coronarias, y un gran número de la población los toma de manera profiláctica. La dieta moderna estadounidense produce un desequilibrio serio en la proporción de ácidos grasos omega-3 y omega-6. Esto es resultado de consumir muchos aceites refinados de maíz, soya, girasol y canola, que contienen grandes cantidades de ácidos grasos omega-6 y cantidades relativamente pequeñas de ácidos grasos omega-3. En contraste, durante siglos, la fuente de ácidos grasos esenciales fueron los granos enteros ricos en omega-3, nueces, verduras y yemas de huevo.

La evidencia combinada hasta la fecha plantea serias preguntas sobre el papel de las grasas saturadas en la dieta en la aparición de enfermedades cardíacas y el supuesto papel de las grasas poliinsaturadas en su prevención. Se argumenta que todas las personas mayores de sesenta y cinco años se beneficiarían de una reducción del colesterol producido por las estatinas, incluso si tienen una concentración normal de colesterol en la sangre. Esto resultaría en una disminución de los ataques cardíacos fatales y los accidentes cerebrovasculares, y el costo de los medicamentos con estatinas es ahora muy bajo.

CAPÍTULO 7

LA REVOLUCIÓN TECNOLÓGICA

LOS HUMANOS MODERNOS SE DESARROLLARON entre hace 100,000 y 150,000 años, coincidiendo con el desarrollo de la agricultura controlada. Una fuente de alimento constante y predecible, que podía reponerse a lo largo de las estaciones, llevó al desarrollo de grandes centros de población. El cambio de la carne de animales salvajes y la vegetación hacia los granos cultivados privó a los humanos de muchos de los aminoácidos, vitaminas y minerales esenciales, de los cuales habían dependido para prosperar durante más de tres millones de años. Aunque la esperanza de vida aumentó en este tiempo, la estatura promedio disminuyó.

Las deficiencias nutricionales empezaron a manifestarse en restos esqueléticos, se desarrollaron caries dentales, y aumentaron las infecciones bacterianas, muchas de ellas potencialmente mortales. Sin embargo, la obesidad no era un problema. Esta situación permaneció hasta aproximadamente hace cien años, cuando la revolución tecnológica llevó a una menor necesidad de trabajo físico intenso. La mecanización reemplazó la excavación manual; todos los primeros canales fueron excavados mediante trabajo, usando palas. La tecnología mejorada ha hecho que los cultivos de cereales y los productos lácteos sean más baratos de producir y más abundantes. Junto con estos cambios ha llegado la burbuja de obesidad, producida por los azúcares, la comida rápida y la falta de ejercicio, lo que ahora está llevando a una reducción de la esperanza de vida por primera vez en miles de años. Este cambio en el estilo de vida ha provocado y coincidido con marcados cambios socioeconómicos.

En los Estados Unidos, las personas de altos ingresos tienden a ser más delgadas que aquellas de menor estatus socioeconómico. Uno de cada tres adultos que viven por debajo del umbral de pobreza es obeso, en comparación con uno de cada seis en hogares con un ingreso superior a $70,000 por año. Además, más de uno de cada tres afroamericanos es obeso, y la obesidad reduce notablemente su esperanza de vida, ya que, con ingresos reducidos, consumen los alimentos equivocados.

Las razones subyacentes a lo anterior no están del todo claras. No parece ser completamente una cuestión simple de comer comida rápida en lugar de una dieta más saludable. Los alimentos procesados no solo son baratos; son sabrosos, atractivos y saciantes. La gente prefería las hamburguesas en lugar de comer de manera saludable. Un problema significativo es que, en términos calóricos, la mejor relación calidad-precio es la comida alta en contenido de carbohidratos refinados, y las personas que la consumen no son conscientes del efecto significativo que puede tener en su longevidad. La educación es importante, pero el otro factor importante es que el pescado magro y el filete son mucho más caros que las hamburguesas de McDonald's.

La atracción sabrosa de los alimentos incorrectos es particularmente prevalente en los niños. Los niños, en particular, son propensos a comer los alimentos incorrectos. Tienen poco dinero y sus padres pueden estar en el trabajo. En consecuencia, van a la tienda de la esquina y compran comida chatarra, que comen frente a los televisores en los que estos productos coloridos y sabrosos han sido anunciados de manera atractiva.

La publicidad tiene una influencia en la esperanza de vida. No se puede subestimar el poder de la publicidad. Todos somos vulnerables a los efectos producidos por el mundo de la publicidad. De lo contrario, las empresas no gastarían cantidades tan enormes en ella. Mire el costo de los anuncios mostrados durante el Super Bowl, el programa con el mayor volumen de audiencia en televisión. Una de las implicaciones de esto ha sido la provisión de porciones de comida más grandes en los restaurantes. Más personas usan restaurantes todo el tiempo. Solo alrededor del 20% del precio minorista en un restaurante se relaciona con la comida. Por lo tanto, no es caro aumentar la cantidad de comida que se le da al consumidor. La mayor parte de los costos se destinan a pagar al personal y el alquiler. Publicitar comidas extragrandes a un precio económico es un factor importante en el marketing exitoso. Desafortunadamente, esto resulta en comer en exceso, un estiramiento del estómago y, posteriormente, el deseo de comer más en cada comida. Se desarrolla un ciclo vicioso de manera que, en última instancia, el consumidor, ya sea en un restaurante o en casa, se acostumbra a comer comidas mucho más grandes.

El tamaño de la porción es importante. Un aumento puede resultar en un incremento de la ingesta de hasta quinientas calorías con cada comida. Junto con la alimentación compulsiva de comida rápida, hay una tendencia notable a comer en restaurantes. Aproximadamente el 50% de los presupuestos de comida ahora se gastan en restaurantes. En ellos, para hacer que las comidas de gran tamaño sean más sabrosas y atractivas, se añaden grasas y carbohidratos adicionales. Desafortunadamente, el tipo de grasa que se utiliza aquí tiene una alta concentración de ácidos grasos trans, y el carbohidrato glucosa está muy presente. Las papas fritas, el pan, la pastelería y la mayonesa se encuentran entre los alimentos altos en malos ácidos grasos trans.

Un factor importante que llevó al enorme crecimiento de los restaurantes y al mayor consumo de comida rápida por parte de los niños ha sido la creciente tendencia de que ambos padres estén empleados a tiempo completo. Bajo tales circunstancias, los ingresos son mayores, las mujeres ganan más y no hay necesidad de regresar a casa a cocinar después de un día completo de trabajo. El resultado, por lo tanto, ha sido consumir más comida rápida, como lo ilustra el crecimiento masivo en el número de restaurantes como McDonald's.

CAPÍTULO 8

EL IMPACTO DE LA TELEVISIÓN Y LAS REDES SOCIALES EN EL ESTILO DE VIDA

ANTES DE 1900, LA MAYORÍA de las casas se iluminaban con velas o pequeñas lámparas de aceite. El desarrollo de la electricidad afectó el estilo de vida de todos. Las luces eléctricas extendieron el día por varias horas; las latitudes del norte hasta entonces habían experimentado pocas horas de luz durante el invierno. Los métodos de calefacción eran pobres, restringidos a fuegos de carbón y madera, que frecuentemente necesitaban ser recargados o avivados, y se apagaban durante la noche. La iluminación eléctrica y la energía eléctrica para calefacción y locomoción cambiaron radicalmente las cosas y proporcionaron los cambios más definitivos de la radio y la televisión.

Después de la Segunda Guerra Mundial, el cambio más grande en la vida occidental se debió al desarrollo de la televisión. A esto le siguió la última innovación, las redes sociales, junto con los teléfonos y el Internet. Sentarse frente a los televisores en apartamentos con calefacción central cambió los hábitos alimenticios radicalmente, pero no para mejor. La cena frente al televisor se ha vuelto predominante en el menú, ya que cada vez más personas se reúnen alrededor de esto, el centro del hogar. La publicidad televisiva ha sido explotada por la industria alimentaria, incentivando a los niños a comer más cereales azucarados y dulces, y tentando a los adultos a darse gustos con hamburguesas dobles con queso, papas fritas, múltiples bocadillos y alcohol. La publicidad ha cambiado la vida de los estadounidenses, mostrando un nuevo rostro, grande, acomodado y despreocupado, sin tocarse por la guerra ni la necesidad.

Después de la guerra, los coches se volvieron de gran tamaño, con grandes aletas y asientos espaciosos. En el nuevo y rápidamente creciente supermercado, los coloridos envases de alimentos prometían más por tu dinero. Los restaurantes servían grandes filetes en platos aún más grandes. Con la adición de enormes ensaladas, esto llevó a que los estadounidenses aprendieran a comer en exceso mucho antes de la crisis de hoy.

CAPÍTULO 9

ALCOHOL

Según la Encuesta Nacional de Uso de Drogas y Salud de los EE. UU., el 86,4% de las personas de dieciocho años o más reportaron haber consumido algún tipo de alcohol, el 70,1% en el último año y el 56% en el último mes. Algunos, el 28,9%, reportaron que se entregaron a episodios de consumo excesivo de alcohol en el último mes. Aproximadamente 88,000 muertes ocurren cada año en Estados Unidos debido al alcohol. Aquellos que murieron directamente por una causa relacionada con el alcohol redujeron su esperanza de vida en un promedio de treinta años. Durante los dieciocho años del régimen de Brezhnev en la URSS, la esperanza de vida en los hombres cayó diez años, siendo la principal causa relacionada con el alcohol. Más del 7% de la población estadounidense mayor de dieciocho años tiene un problema con la bebida. Esto equivale a casi 13,8 millones de estadounidenses, y 8,1 millones de ellos son alcohólicos.

En el Reino Unido, el número de muertes relacionadas con el consumo de alcohol aumentó un 6% en 2017, con 5,800 muertes solo en ese año. Esto sucede a pesar de las tendencias recientes que muestran que la nación está alejándose del consumo excesivo de alcohol. Entre 2011 y 2017, el número de personas que bebían más de catorce unidades por semana cayó del 34% al 28% entre los hombres y del 18% al 14% entre las mujeres.

Curiosamente, el consumo de alcohol en general ha disminuido significativamente entre los jóvenes, pero el consumo excesivo ha aumentado, más en las chicas que en los chicos. En total, el 11% de las chicas de 11 a 15 años se habían emborrachado en las últimas cuatro semanas, en comparación con el 7% de los chicos, según las estadísticas de 2016.

Las estadísticas del NHS en Gran Bretaña muestran que en 2017 a 2018, 338,000 personas fueron ingresadas en el hospital donde la causa principal estaba relacionada con el alcohol, un aumento de 293,000 en los años 2007 a 2008. En total, el 70% de las admisiones involucraron a personas mayores de cuarenta y cinco años. Un total de 1.17 millones de ingresos hospitalarios en el NHS involucraron una condición relacionada con el alcohol que fue la razón principal del ingreso o un diagnóstico secundario.

La preocupación por estas cifras está siendo expresada por políticos que han sugerido aumentar el precio y limitar la disponibilidad del alcohol y su publicidad. Ahora se consume más alcohol en casa que en bares debido a los precios más altos y a las leyes de beber y conducir. El alcohol que se exhibe de manera integral en todos los supermercados es mucho más barato que en los bares. Se puede contrarrestar estos argumentos diciendo que la mayoría de las personas en Inglaterra están bebiendo en niveles de muy bajo riesgo o dentro de ellos.

Las hospitalizaciones relacionadas con el alcohol han aumentado un 15 % en la última década, en medio de advertencias de que el consumo de alcohol por parte de los baby boomers está teniendo sus consecuencias. Las estadísticas oficiales muestran que las personas de entre 55 y 64 años son ahora las más propensas a ser hospitalizadas debido a enfermedades y lesiones relacionadas con el alcohol, seguidas por las de entre 45 y 54 años y las de entre 65 y 74 años.

Las muertes por conducir bajo la influencia del alcohol representaron el 29 % del total de muertes por accidentes de tráfico en 2017. Entre 1991 y 2017, la tasa de muertes por conducir ebrio por cada cien mil habitantes ha disminuido un 46 % en EE. UU. y un 68 % entre los menores de veintiún años. El total de muertes por accidentes de vehículos de motor ha disminuido solo un 16 %. Entre las personas menores de veintiún años, las muertes por conducir ebrio han disminuido un 8 %. Según la Administración Nacional de Seguridad del Tráfico en Carreteras, 37,133 personas murieron en accidentes de tráfico en 2017 en EE. UU. Esto incluyó a un estimado de 10,874 personas que fueron asesinadas en accidentes de conducción ebria que involucraban a un conductor con una concentración ilegal de alcohol en sangre. De estos conductores, el 68 % superaba el doble del límite legal. En 2017, la tasa de mortalidad por conducir ebrio fue de 3,4 por cada cien mil habitantes a nivel nacional. En veintiséis estados, la tasa de mortalidad por conducir ebrio estuvo en o por debajo del nivel nacional. Esta reducción posiblemente se deba a una mejor educación y a un aumento en la aplicación de la ley en relación con el consumo de alcohol y la conducción.

CAPÍTULO 10

FUENTES DE ENERGÍA

EL PADRE DE LA FÍSICA moderna, Sir Isaac Newton, afirmó que la energía no puede ser creada ni destruida, sino solo convertida de una forma a otra. La energía existe en muchas formas diferentes: petróleo, carbón, viento, el sol y los alimentos. Quemar la energía proporcionada por los alimentos es esencial para la vida. Nos permite correr, caminar, hablar y llevar a cabo nuestras muchas actividades a lo largo de la vida.

El hombre obtiene su energía de tres fuentes: proteínas, carbohidratos y grasas. El cuerpo es una máquina extremadamente eficiente en la recolección, almacenamiento y utilización de energía, mucho más que los aviones o los automóviles. La energía que se obtiene de los alimentos se utiliza o se almacena. En el proceso de mantenerse vivo, manteniendo la estructura y la temperatura de nuestro cuerpo, utilizamos energía en el rango de 1,500 a 2,000 calorías por día. En general, utilizamos alrededor de 2,000 calorías por día en las mujeres y 3,000 en los hombres. Cualquier energía que tu cuerpo no queme, se almacena. Las proteínas y los carbohidratos proporcionan cuatro calorías por gramo; la grasa, nueve calorías por gramo. El exceso de ingesta calórica se almacena como grasa.

En el metabolismo de los carbohidratos, el intestino descompone rápidamente los azúcares complejos en simples, predominantemente glucosa, fructosa y galactosa. Los azúcares se absorben a través del intestino delgado y se transportan al hígado. Parte de la glucosa permanece en la circulación para mantener el nivel de azúcar en la sangre constante. Se transporta a las células para proporcionar energía. La glucosa se descompone dentro de las células mediante un proceso de glucólisis.

Alrededor del 40% de las calorías en la dieta occidental promedio provienen de las grasas. Las grasas y aceites son triésteres de glicerol y varios ácidos grasos. La capacidad de los lípidos para almacenarse en el cuerpo como grasa proporciona una fuente para la producción continua de energía. Las grasas se utilizan una vez que las reservas de carbohidratos se han agotado, lo cual ocurre normalmente después de un período de aproximadamente doce horas de ayuno. La absorción de lípidos depende de que se mezclen con la bilis, y luego pueden ser absorbidos en el intestino delgado y convertidos en triglicéridos, los cuales son transportados a través del sistema linfático o directamente al torrente sanguíneo. La grasa se utiliza para formar un componente esencial de las membranas celulares. Una reducción en la ingesta de carbohidratos causa un aumento en la descomposición de triglicéridos y ácidos grasos libres. Prácticamente todos los tejidos, excepto el cerebro, requieren lípidos como fuente de energía. Cuando se metabolizan y utilizan para obtener energía cantidades excesivas de lípidos, los productos de descomposición como el ácido acético dan lugar a una condición debilitante conocida como cetosis.

La función principal de la proteína es proporcionar los bloques de construcción para las células. Las proteínas pueden ser utilizadas como una fuente final de energía en tiempos de estrés. Las moléculas de proteína ingeridas en la dieta son descompuestas por enzimas digestivas en péptidos y aminoácidos. Estos son los constituyentes básicos de todas las moléculas de proteína más grandes.

Hay una alta renovación de la proteína corporal, y muchos gramos de proteína circulan por el cuerpo por hora. Los aminoácidos se unen a las proteínas celulares y se almacenan. Una vez que la célula está satisfecha, los aminoácidos en exceso no utilizados se convierten en ácidos cetónicos. Un producto de descomposición de los amino-ácidos es la amoníaco, que en grandes cantidades es tóxica y deprime la función cerebral. La proteína es esencial para la producción de los ácidos nucleicos, ADN y ARN. Estos son la clave de la estructura genética fundamental del hombre.

El cuerpo no actúa como un órgano de almacenamiento de proteína. Los levantadores de pesas almacenan algo de energía en su mayor masa muscular, pero no mucha. Del mismo modo, el cuerpo almacena poca carbohidrato, aproximadamente seiscientas calorías en el hígado, el equivalente a dos horas de ejercicio. Las calorías restantes se almacenan como grasa. Las reservas de grasa son extremadamente eficientes y tienen el potencial de ser enormes, nunca están satisfechas.

La persona mórbidamente obesa no tiene un tamaño de estructura muy diferente al de una persona delgada. Tienen la misma cantidad de hueso, un poco más de músculo, el mismo tamaño de cerebro, pulmones, intestinos y corazón. Si el marco básico de un hombre que pesa 600 libras es de 150 libras, él está cargando 450 libras de grasa y llevándola 24 horas al día—cada vez que se mueve, cada vez que camina, cada vez que sube escaleras. Eso equivale a car-gar aproximadamente cuatro sacos grandes de grano en su espalda. Estos "sacos de grano" ponen presión en el corazón, los pulmones, los músculos y las articulaciones.

El exceso de calorías se convierte rápidamente en grasa, porque no se pueden eliminar si no se queman, ya que la grasa con-tiene nueve calorías por gramo. Un consumo de calorías en exceso sobre las necesidades de mil calorías por día, llevará a un aumento de peso de aproximadamente cien gramos por día, o dos libras por semana. ¿No es mucho? Bueno, dos libras por semana es un ciento de libras por año. Un exceso de mil calorías por día equivale a cuatro latas de refresco o cuatro barras de chocolate relativamente pequeñas. Y recuerde, se necesita más de dos horas de ciclismo para quemarlas. Consecuentemente, solo un poco por encima de las necesidades de uno puede tener consecuencias serias que conduzcan a enfermedades y a una muerte prematura.

Comer a nuestra manera a través de montañas de azúcar es la causa principal de ataques cardíacos, enfermedades vasculares, accidentes cerebrovasculares y diabetes. Otros problemas de salud relacionados que surgen son: cáncer de mama y de colon, daño hepático, mayor tendencia a la trombosis y depresión del sistema inmunológico. Estos trastornos son los del siglo XX, los de la vida moderna. Las enfermedades de las arterias coronarias, los accidentes cerebrovasculares y la diabetes eran raras en el siglo XIX. Si bien, muchas personas morían a una edad más temprana, a menudo de enfermedades infecciosas que hoy responden a los antibióticos o que pueden haber sido erradicadas mediante la vacunación.

Históricamente, se le prestaba mucha atención verbal a la dieta baja en grasas; la filosofía consistía en evitar la grasa y dar carta blanca al aumento de la ingesta de carbohidratos. Esto ahora ha sido revertido por dietas como la dieta Atkins baja o libre de carbohidratos. El azúcar es el enemigo, y el azúcar es tóxico.

El azúcar es una fuente de energía fácilmente absorbida, agradable de comer y económica. Sus efectos negativos se deben a la estimulación excesiva de la insulina, lo que provoca un almacenamiento excesivo de grasa e inhibe la descomposición de la grasa previamente almacenada. Además, la insulina señala a nuestros hígados que produzcan colesterol y provoca infiltración grasa del hígado. Los diabéticos tienen niveles significativamente más altos de colesterol total y triglicéridos en la sangre de lo normal.

Contar carbohidratos se ha convertido en un elemento poderoso en la economía, al igual que lo ha hecho en la sociedad. Miles de nuevos alimentos y bebidas bajos en carbohidratos llegan a los estantes de los supermercados cada año. Todos los alimentos ahora están etiquetados con su contenido energético, lo cual es útil. Esto ha tenido un efecto importante en los gigantes de la alimentación, ya que la vigilancia de los carbohidratos ha llegado para quedarse y se está aplicando legalmente. Es posible que los efectos de contar carbohidratos estén comenzando a establecerse a medida que la población se informa repetidamente sobre los peligros del exceso de azúcar.

Después de muchos años consecutivos de aumento de peso, el público estadounidense ha mostrado, en los últimos tres o cuatro años, una reducción de aproximadamente el 2% en adultos con sobrepeso. Paralelamente, el número de pedidos en restaurantes de comida rápida ha aumentado en un 12%, mientras que en ellos el consumo de papas fritas ha disminuido en un 10%, y la producción nacional de papas ha caído un 5%.

CAPÍTULO 11

OBESIDAD, EL PRINCIPAL ASESINO

L A OBESIDAD ES EL ENORME problema que subyace a los principales asesinos, enfermedades del corazón, accidentes cerebrovasculares, hipertensión y cáncer. La palabra obesidad se refiere a un exceso de grasa corporal. Esto se define científicamente como un IMC de 30 kg/m² o un exceso del 25% del peso corporal ideal. Aproximadamente cuarenta millones de adultos en los Estados Unidos son obesos según esta definición. De estos, 7,5 millones tienen un IMC de más de 40 kg/m²; estos padecen obesidad severa o mórbida, cuyos riesgos amenazan la vida. Este número se ha duplicado en los últimos diez años y continúa aumentando rápidamente. Esta es la principal amenaza para la longevidad hoy en día.

Las tasas de obesidad están aumentando entre los estadounidenses de todas las edades, etnias y grupos socioeconómicos, incluidos los niños. Actualmente, estas tasas son más altas entre los afroamericanos, los hispanos y los grupos socioeconómicos bajos. Una de las estadísticas más alarmantes es que uno de cada seis niños estadounidenses entre 6 y 19 años ahora es obeso. Antes de los millennials, durante la última década del siglo XX, dos millones de adolescentes y adultos jóvenes se unieron a las filas de los clínicamente obesos. La gran mayoría de estos han permanecido allí durante las siguientes dos décadas. Los estadounidenses gastan 40 mil millones de dólares por año en dietas y métodos para reducir peso. Los costos médicos anuales relacionados con la obesidad superan los 75 mil millones de dólares. El costo del tiempo perdido en el trabajo como resultado directo de la obesidad asciende a 50 mil millones de dólares adicionales por año. La publicidad en torno a esto ha tenido muy poco impacto en el problema subyacente.

Estados Unidos es un país muy consciente del cuerpo, cuya cara pública, tal como se muestra en las portadas de revistas, en las películas y en la televisión, es de juventud, vitalidad y atractivo sexual. Sin embargo, en la realidad, cada vez menos estadounidenses se asemejan a este estándar. La obesidad superará al tabaquismo como la principal causa prevenible de cáncer en mujeres en los próximos veinte años. El aumento de los niveles de obesidad, combinado con la disminución de las tasas de tabaquismo, hará que estas dos causas intercambien posiciones para 2040. Las mujeres son más propensas a los cánceres relacionados con la obesidad que los hombres, incluyendo el cáncer de mama y de útero. Décadas de esfuerzo en educar al público sobre los riesgos para la salud del tabaquismo, junto con una fuerte acción política, incluyendo el aumento de los impuestos al tabaco y la restricción de su uso en interiores, han dado resultados. Así como todavía existe un incentivo creciente para que las personas dejen de fumar, necesitamos actuar vigorosamente para detener la marea de la obesidad y con ella los cánceres relacionados con el peso.

Actualmente, fumar causa alrededor del 12% de los casos de cáncer en mujeres, mientras que el exceso de peso se culpa de aproximadamente el 10%. Aunque en general más hombres tienen sobrepeso que mujeres, más mujeres son obesas mórbidas, y las mujeres están en riesgo debido a sus vínculos con algunos cánceres específicos. Tener sobrepeso aumenta el riesgo de trece tipos de cáncer, incluyendo el de intestino, hígado y riñón. Uno de cada diez casos de cáncer de mama y uno de cada tres cánceres de útero están ahora relacionados con la obesidad.

En la era industrial, el trabajo físico duro y la privación económica periódica desalentaban el aumento de peso. Solo la clase privilegiada con tiempo libre tenía la oportunidad de engordar. Los rasgos genéticos protectores que una vez defendían a los robustos del hambre ahora hacen que esas mismas personas sean susceptibles a volverse con sobrepeso. Al mismo tiempo, muchas personas permanecen inmersas en los problemas socioeconómicos de sus familias de origen. Donde el acceso ilimitado a la comida y la corpulencia una vez se asociaban comúnmente con el éxito y la prosperidad, ahora ocurre lo contrario. Hoy, el automóvil y la computadora gobiernan nuestras vidas, empujando a la mayoría hacia una clase de ocio que carece de actividad física y tiene un acceso relativamente ilimitado a la comida.

CAPÍTULO 12

LA NATURALEZA DE LA OBESIDAD

MEDIR LA CANTIDAD EXACTA DE grasa en el cuerpo es difícil y puede ser inexacto. Los métodos de rayos X y eléctricos son complejos e poco fiables. La medida más comúnmente utilizada de la obesidad, el índice de masa corporal, es el peso en kilogramos dividido por el cuadrado de la altura en metros.

La obesidad es más que un problema estético; es la causa directa de una serie de problemas médicos que son los mayores causantes de muerte en la sociedad occidental actual. La tríada de presión arterial alta, colesterol alto en la sangre y diabetes se debe en gran parte a la obesidad. Este trío se conoce a menudo como síndrome X. Diecisiete millones de estadounidenses padecen el síndrome X, cuyos componentes están relacionados y vinculados directamente con el exceso de azúcar en la dieta y la resistencia a la insulina. Esta colección de problemas, más que cualquier entidad individual, representa ahora la iniciativa de salud pública número uno que enfrenta la sociedad occidental. Este trastorno es mucho más común que el cáncer y el SIDA.

Es nuestro estilo de vida y comportamiento actual lo que en gran medida es responsable de este problema. El estilo de vida de hoy es sedentario, viendo televisión, sentado frente a las computadoras y conduciendo a todas partes. El síndrome ahora afecta no solo a los ancianos o a las personas de mediana edad; está teniendo un efecto importante en niños y adolescentes.

Las personas que migran a los Estados Unidos desde áreas pobres como América Latina y partes de Asia adoptan estilos de vida occidentales y se vuelven obesas. La nutrición mejorada ha hecho mucho para mejorar el rendimiento físico e intelectual humano, pero la nutrición moderna también ha creado el síndrome X, matando a millones. El síndrome X es causado por una alteración de la química corporal que proviene de la falta de ejercicio y el consumo de carbohidratos refinados.

Las afecciones gastrointestinales comunes que los cirujanos tratan hoy en día son todas autoinducidas por dietas altas en azúcar y bajas en fibra. Los cálculos biliares, la pancreatitis, la enfermedad diverticular, la apendicitis, el cáncer de colon y las hemorroides son extremadamente raros en África central, donde prevalece una dieta alta en fibra y carbohidratos refinados. Sin embargo, saca al africano central de su propio entorno y póngalo en los Estados Unidos, y pronto desarrollará los mismos trastornos que los de los estadounidenses nativos.

Nuestros primeros antepasados probablemente consumían alimentos similares a los que comen los simios y monos. Estos eran frutas, brotes, nueces, tubérculos y otras vegetaciones que se encuentran en los bosques de África. La mayoría de estas plantas tienen relativamente pocos carbohidratos y calorías, y su recolección requiere un trabajo constante para poder sobrevivir. El hombre primitivo comenzó a comer carne hace aproximadamente 2,5 millones de años, y el registro fósil muestra que el cerebro humano se volvió notablemente más grande y complejo en ese momento. La incorporación de materia animal en la dieta jugó un papel esencial en la evolución humana. Los ácidos grasos que se encuentran en la carne jugaron un papel importante en permitir el crecimiento del cerebro.

La alta concentración de nutrientes en la carne dio a los humanos un respiro de reunir y comer constantemente unas pocas verduras. En respuesta, el crecimiento del cerebro introdujo astucia y organización en las sociedades. La carne que comían nuestros antepasados era alta en proteínas y baja en grasa. El suministro era esporádico, dependiendo de la disponibilidad y las habilidades de caza, y se gastaba mucha energía en capturarla, llevando a un hábito delgado y musculoso con una constitución saludable y un buen estado nutricional.

La presencia de obesidad es la base para el desarrollo de la diabetes tipo 2. Antes, los niños eran los que desarrollaban la diabetes tipo 1 más agresiva y hereditaria. Ahora, la mayoría está desarrollando diabetes tipo 2 como resultado del aumento dramático de la obesidad en la infancia. En los últimos veinte años, ha habido un aumento asombroso del 500 % en la diabetes tipo 2, completamente como resultado de la obesidad, y esto sin duda reducirá significativamente su longevidad. Ahora, la mitad de los estados en Estados Unidos tienen una prevalencia de obesidad superior al 20 %.

La diabetes tipo 2 puede prevenirse o revertirse completamente mediante la modificación de la dieta, la pérdida de peso y un cambio en el estilo de vida. De manera notable, se cura de inmediato en la mayoría de quienes se someten a una cirugía de derivación gástrica, la cual también mejora el colesterol y la presión arterial y promueve la extensión de la vida.

CAPÍTULO 13

LOS PELIGROS A LARGO PLAZO DE LA OBESIDAD

Se ha establecido de manera bien conocida que desde principios de los años treinta, los hombres con aumento de peso presentan un incremento progresivo en la mortalidad y en la muerte temprana. El aumento de la mortalidad comienza con pesos apenas por encima del rango normal aceptable. La mortalidad aumenta con el peso y la edad subsiguientes, particularmente en los hombres. El exceso de aumento de peso en las mujeres también está asociado con un aumento de la mortalidad; esto comienza a una edad algo mayor que en los hombres. Los hombres y mujeres con sobrepeso que pierden peso y mantienen el peso perdido dentro de un rango normal pueden devolver su expectativa de vida a niveles normales. En hombres y mujeres no fumadores, el riesgo de tener un 35 a 50% de sobrepeso, respectivamente, confiere el mismo riesgo que fumar con un peso corporal dentro del rango normal.

La obesidad es un factor de riesgo subyacente en la hipertensión y las concentraciones elevadas de colesterol. Otros factores de riesgo importantes, como se ha indicado, son fumar, el aumento de la edad y el sexo masculino. La obesidad también provoca inactividad física, que a su vez está relacionada con el desarrollo de enfermedades cardíacas. Existe evidencia sólida de que a medida que el peso aumenta con la edad, hay un aumento asociado en la presión arterial; la pérdida de peso reduce esta presión.

La formación de cálculos renales y de vesícula biliar está estrechamente relacionada con la obesidad y puede acortar la vida. Probablemente, los cálculos biliares resultan de la ingesta de cantidades excesivas de colesterol y de cambios en la función hepática debido a la infiltración de grasa, lo que crea una acumulación adicional de colesterol. La gota es un problema para las personas obesas, lo que daña las articulaciones y provoca cálculos renales. La osteoartritis es una condición muy común que aumenta conforme aumenta el peso. Este es un proceso de desgaste del cartílago, que amortigua y recubre las articulaciones, produciendo erosión y daño en el espacio articular, con exposición del hueso sobre hueso, lo que produce dolor y una mayor destrucción de la articulación. Se manifiesta principalmente en las articulaciones que soportan peso, las caderas y las rodillas, lo que dificulta caminar y hacer ejercicio, produciendo en última instancia un mayor aumento de peso y un acortamiento adicional de la vida.

La obesidad impone una carga considerable sobre el corazón y el sistema respiratorio. La función pulmonar se ve cada vez más afectada a medida que aumenta el peso. Además, disminuye la tolerancia al ejercicio y, en última instancia, el paciente con obesidad mórbida con la combinación de deterioro cardíaco y pulmonar, junto con enfermedades articulares, se ve agobiado y totalmente incapaz de realizar cualquier ejercicio. Caminar o subir escaleras se vuelve muy limitado, y algunos terminan finalmente postrados en cama.

Un problema muy común asociado con la obesidad es la apnea del sueño. Esta es una condición en la que los niveles de oxígeno en la sangre disminuyen, lo que provoca fragmentación del sueño, despertares frecuentes y, en última instancia, el desarrollo de insuficiencia cardíaca. Esto se asocia con alteraciones de la función cerebral, que pueden ocurrir como resultado de un daño permanente en el cerebro. El curso de esta condición es crónico y progresivo, reduciendo sustancialmente la expectativa de vida, pero es reversible con la pérdida de peso en las etapas iniciales.

Los fumadores de cigarrillos son significativamente más delgados que los no fumadores. Las diferencias suelen ser mayores en los grupos de ingresos más bajos. Está bien documentado que el peso corporal aumenta cuando los fumadores abandonan su hábito. Aunque fumar suprime el apetito, la explicación del aumento de peso que ocurre al dejar de fumar puede estar relacionada con un aumento en la ingesta de alimentos o con una disminución en el gasto energético. Comer dulces o picar entre comidas puede sustituir a un cigarrillo. Fumar aumenta ligeramente la tasa metabólica al estimular el sistema nervioso simpático con nicotina. En general, fumar representa un mayor riesgo para la esperanza de vida que la obesidad.

La Sociedad Americana del Cáncer ha mostrado una asociación entre la obesidad y un mayor riesgo de cáncer de colon, recto y próstata. Con el aumento de peso, las mujeres presentan un incremento progresivo en el riesgo de cáncer de mama, útero y cuello uterino.

La trombosis venosa profunda y las embolias pulmonares son una causa común de muerte súbita, más común en pacientes obesos. Las enfermedades infecciosas que conducen a septicemia y falla multiorgánica y muerte también son más comunes en los obesos.

¿Por qué las personas se vuelven obesas? La respuesta básica es porque a largo plazo ingieren calorías muy por encima de sus necesidades. Se ha demostrado que los obesos heredan una tasa metabólica más baja que los individuos normales, y es hereditaria, pero al ganar peso, la tasa metabólica aumenta para proporcionar energía para el mantenimiento de su exceso de peso.

La obesidad ahora a menudo comienza temprano en la vida. Ha habido un aumento triple en la incidencia de obesidad en niños de tres y cuatro años en los últimos veinte años. Durante este tiempo, no ha habido cambios en el peso al nacer ni cambios en el acervo genético. Por lo tanto, la obesidad en los niños se adquiere, relacionándose principalmente con el estilo de vida, y tiende a persistir a lo largo de la vida. Los factores que contribuyen a esto son: el aumento del consumo de comida rápida y bebidas altas en calorías, la reducción de la actividad física provocada por el tiempo fijo frente a la televisión, la publicidad de alimentos y la disminución de la lactancia materna. Estos factores están fuertemente influenciados por los padres.

Nunca debemos subestimar el poder de la publicidad. La publicidad es un factor poderoso en la ecuación viciosa que se ha desarrollado en relación con el efecto del estilo de vida sobre la longevidad. Los comercializadores de alimentos apuntan a niños y adultos para influir en sus elecciones de alimentos y en su comportamiento alimentario. Este negocio es tan lucrativo que una gran empresa contrata para proporcionar computadoras y televisores gratuitos a las escuelas a cambio de obligar a los niños a ver dos minutos de mensajes comerciales cada día. La publicidad de alimentos constituye una gran proporción de este tiempo de visualización, al igual que ocurre en la televisión principal. Esto quizá refleja la manera en que se financian las escuelas del país. En términos relativos, la educación se ha vuelto cada vez menos financiada, lo que podría tener consecuencias a largo plazo más adelante en la vida. Además, los efectos de las campañas publicitarias son subrepticios y difíciles de evaluar. Todos estamos sumergidos en el mar de la publicidad en un grado mayor del que somos conscientes. Si la publicidad no fuera tan poderosa e influyente, las empresas no invertirían los miles de millones de dólares que se destinan a la industria. La observación de la gran cantidad de publicidad en la televisión, en la prensa, en Internet y en nuestras calles solo sirve para enfatizar su relevancia y efecto en todas nuestras vidas.

Nuestra experiencia adquirida al pasar por el sistema educativo proporciona una base para las experiencias de vida posteriores que afectan la longevidad, y existen diferencias significativas en la esperanza de vida que se relacionan con los logros educativos y las carreras posteriores. En la última década, en algunos distritos escolares, las compañías de comida rápida se hicieron cargo de las operaciones del servicio de alimentos. Bajo estas circunstancias, la compañía de comida rápida elimina la carga para la escuela de proporcionar comidas que los niños comerán. La cuestión de la nutrición adecuada, la actividad física y el control del peso nunca entró en la ecuación. Estos servicios de comidas a menudo se complementan con máquinas expendedoras, que proporcionan un suministro interminable de azúcar accesible durante todo el día.

Durante un período de veinte años, las ventas de refrescos a los distribuidores escolares aumentaron un 1100%. Cada lata de Coca-Cola contiene el equivalente a diez cucharaditas de azúcar. Una lata grande de refresco puede proporcionar la mitad de la ingesta calórica diaria total que requiere un adolescente, y el niño promedio consume más de una lata de refresco al día. Existe una correlación directa entre el consumo de refrescos y la obesidad en la infancia. Otro factor en la educación actual ha sido la reducción de la educación física y el ejercicio. El consumo de refrescos combinado con la creciente falta de ejercicio es una combinación potente en la producción de obesidad, que permanece a largo plazo y reduce la longevidad.

Los factores sociales que impulsan la obesidad en la infancia han sido generados por, y están igualmente presentes, en los adultos. Ahora los adultos caminan menos, conducen más autos, usan más transporte público y comen en más restaurantes que nunca antes. Hay más ascensores, escaleras mecánicas, cintas transportadoras, industrias automatizadas, televisores, computadoras, robots y sofás. Por el contrario, hay más gimnasios, ventas de equipos de ejercicio, pistas para correr y otras instalaciones deportivas. Sin embargo, estos últimos solo son utilizados por una pequeña sección preseleccionada de la comunidad, pero debido al impedimento físico y a la vergüenza producidos por su obesidad, estas personas tienden a no usar estas ayudas.

El mecanismo exacto por el cual el hombre controla su ingesta de energía para mantener un peso constante no se comprende completamente. Parece existir un "punto de ajuste", que en términos prácticos es una zona de amortiguamiento alrededor de la cual la mayoría de las personas mantienen su peso aproximadamente constante.

Los factores que afectan el punto de ajuste son: la saciedad, la sensación de ingesta alimentaria adecuada, la distensión del estómago y los efectos de la estimulación de las fibras nerviosas entre el estómago y el cerebro. Al intentar mantener el punto de ajuste, el cuerpo intenta intrínsecamente controlar su ingesta calórica. Un aumento en la ingesta estimula la energía y la actividad, mientras que una disminución tiende a reducir la actividad física a través de la manifestación de cansancio o la inducción de un estado de reposo. Es posible que el cuerpo reajuste el punto de referencia en una dirección ascendente de manera que la ingesta prolongada y continua de alimentos en exceso produzca finalmente una elevación del punto de referencia hacia un peso mayor. Por el contrario, la defensa del punto de referencia por parte del cuerpo se ha utilizado para explicar por qué el mantenimiento de la pérdida de peso inducida médicamente ha sido tan pobre y, a largo plazo, para la mayoría de las personas, un fracaso.

La conservación de energía es un factor que influye en la estabilidad del peso a corto plazo. A menudo se escucha a personas quejarse de que prácticamente han pasado hambre durante unos días y no han perdido peso. Esto se debe al aspecto funcional del punto de referencia, cuando, en este modo de conservación, el cuerpo reduce el gasto de energía mediante la disminución de la tasa metabólica para compensar la repentina interrupción de la ingesta de alimentos. Esto probablemente no se limita solo a la tasa metabólica, sino también al uso de energía por parte del cuerpo para el ejercicio y las actividades diarias. Tal conservación está relacionada con el mantenimiento del punto de referencia.

Muchos de los que sufren de obesidad sienten que su problema subyacente es hormonal o glandular y que la glándula tiroides, en particular, es la fuente del problema. No hay evidencia de que los pacientes obesos tengan respuestas hormonales tiroideas diferentes a los cambios en la energía que los individuos normales no obesos. La hipoactividad de la glándula tiroides, una condición llamada mixedema, predispone a la obesidad, así como la hiperactividad, que se llama tirotoxicosis, se asocia con pérdida de peso y aumento de la actividad simpática. Es por esta razón que muchos han intentado usar hormonas tiroideas para estimular el metabolismo y producir pérdida de peso. Los niveles aumentados de hormonas tiroideas sí aumentan la tasa metabólica del paciente, pero pueden producir complicaciones indeseables y potencialmente peligrosas, como alteraciones del ritmo cardíaco, que pueden llevar a insuficiencia cardíaca, fibrilación auricular, accidente cerebrovascular e incluso muerte súbita. La ansiedad, los temblores, la sudoración y las palpitaciones son otros efectos secundarios del uso de hormonas tiroideas. Cuando se ha utilizado tiroxina en el tratamiento de la obesidad, los resultados han sido poco impresionantes.

La producción excesiva de esteroides por la glándula suprarrenal, el síndrome de Cushing, puede producir obesidad, pero la condición es claramente poco común y rara vez contribuye al problema del aumento de peso subyacente en el paciente obeso. Muchos sujetos están tomando esteroides con receta para una variedad de condiciones, siendo las más comunes las reumatológicas. Estos son agentes antiinflamatorios, pero producen una serie de efectos secundarios además de la obesidad, principalmente hipertensión, accidente cerebrovascular, osteoporosis y ulceración péptica. Producen una alteración de la constitución corporal con una apariencia dismórfica, una joroba de búfalo y cuello grueso, un abdomen distendido y una marcada pérdida de masa muscular y debilidad en las extremidades.

En este país preocupado por el cuerpo, el culturismo se ha vuelto cada vez más popular. El consumo de esteroides androgénicos, hormonas sexuales masculinas, aumentará la masa muscular y producirá una redistribución del músculo, con hombros anchos, pectorales grandes, un abdomen con six-pack y cuádriceps musculosos en las piernas. Esto puede ayudar al levantador de pesas, pero no hay evidencia de que prolongue la vida, y probablemente predispone a hipertensión, accidente cerebrovascular y enfermedad de las arterias coronarias.

Las hormonas sexuales influyen en la acumulación y distribución de la grasa. Las mujeres tienden a tener un porcentaje de grasa corporal más alto que los hombres, y la mayoría de las personas mórbidamente obesas son mujeres. La distribución de la grasa también es diferente entre los sexos, lo cual está relacionado hormonalmente. Los hombres depositan grasa en su abdomen central y se vuelven con barriga. Las mujeres concentran la grasa en su abdomen inferior, pelvis y muslos. Se ha descrito a los hombres como de forma "de manzana" y a las mujeres como de forma "de pera".

Se ha promovido el uso de la hormona del crecimiento en programas de pérdida de peso y también se ha utilizado en un intento de preservar la fuerza masculina y promover la longevidad. El uso de la hormona del crecimiento sí altera el hábito corporal al redistribuir la grasa y promover el crecimiento muscular, lo cual indudablemente logra. La demanda de esta es grande, particularmente de atletas como jugadores de fútbol y béisbol, pero no hay evidencia de que prolongue la vida.

En los últimos años, ha habido mucho interés en las hormonas intestinales, que, con una interdependencia variable, se han promovido para reducir la ingesta de alimentos y producir pérdida de peso. Estas hormonas afectan la secreción de ácido por el estómago y del jugo pancreático. No hay evidencia científica sólida de que alguna de estas hormonas desempeñe un papel significativo en el control de la obesidad. Estas hormonas son leptina, resistina, neuropéptido Y, C-75 y grelina. Ha habido varios estudios y observaciones recientes importantes que pueden ayudar en nuestra comprensión de la causa y el tratamiento de la obesidad, pero la interacción de estas hormonas es compleja y se requiere más investigación para dilucidar la situación.

El almacenamiento de grasa evolucionó durante millones de años como un mecanismo primario para enfrentar períodos de hambre, como un método inferior al que evolucionó en los animales durante la hibernación. En la mayor parte del camino evolutivo, el problema principal ha sido conseguir suficiente comida para sobrevivir el invierno, en lugar de evitar la obesidad. Cuando la ingesta de calorías supera el gasto, las células grasas se hinchan hasta seis veces su tamaño mínimo y comienzan a multiplicarse. En el adulto promedio, hay cuarenta mil millones de células grasas, que pueden aumentar hasta cien mil millones. Perder peso hace que las células grasas se reduzcan de tamaño y se vuelvan menos metabólicamente activas, pero su número, una vez presente, disminuye muy lentamente, si es que lo hace.

El proceso de inflamación puede ser un gran asesino. Las células grasas promueven la inflamación, que puede extenderse por todo el cuerpo. Incluso pequeñas cantidades de grasa en exceso pueden producir una respuesta inmune creciente, la cual puede dar lugar a fallo multiorgánico, una situación altamente fatal. Esto se debe a que el cuerpo considera que el almacenamiento de células grasas en exceso es un organismo invasor e intenta rechazarlo montando una respuesta inflamatoria, como si estuviera tratando con un organismo infeccioso. Ahora se considera que la inflamación es un mecanismo clave en la producción de enfermedades cardíacas, probablemente más importante que los niveles de colesterol, por sí mismos. Sin duda, las arterias coronarias se estrechan por el colesterol, pero parece que un gran problema es que una placa inflamada puede romperse, producir un coágulo y ocluir el vaso, un proceso conocido como trombosis coronaria.

En el caso de las arterias coronarias, la obstrucción conduce a la muerte del músculo cardíaco, que es alimentado por estos vasos. Los compuestos secretados por las células grasas contribuyen a la inflamación vascular e inhiben el óxido nítrico, un químico que ayuda a relajar los vasos sanguíneos y a reducir la presión arterial. Las células grasas también secretan estrógeno, el cual está relacionado con ciertos tipos de cáncer. Los investigadores ahora sospechan que el origen de la diabetes se encuentra, al menos en parte, en la bioquímica de la grasa, en particular en compuestos producidos por las células grasas. Estos se llaman resistina y factor de necrosis tumoral. La resistina promueve la conversión de ácidos grasos en glucosa por el hígado, un proceso que es útil durante la inanición, pero un riesgo potencial para el paciente obeso. La cantidad de resistina que el cuerpo produce aumenta con la cantidad de grasa almacenada. El factor de necrosis tumoral, una sustancia que ocurre de manera natural, promueve la resistencia a la insulina.

En diferentes partes del cuerpo, las células grasas se comportan de manera diferente y son de distintos tipos. La grasa que se acumula en las caderas y los muslos se considera comparativamente benigna, mientras que la que se acumula alrededor de los órganos en el abdomen, descrita como grasa marrón, es más perjudicial. Esta última es más metabólicamente activa y produce más inflamación y compuestos que favorecen la coagulación que la grasa distribuida alrededor de la periferia del cuerpo. Afortunadamente, la grasa marrón visceral es la primera en desaparecer en respuesta al ejercicio y la dieta. La distribución real de la grasa corporal está determinada genéticamente, pero la cantidad de grasa almacenada se relaciona directamente con la ingesta excesiva sobre el gasto.

"Son mis genes" es un grito común de personas que se disculpan por su obesidad pero que no pueden hacer nada al respecto. Se han identificado genes relacionados con la obesidad, pero su papel no está bien definido y es poco probable que sea importante. El equilibrio general entre la ingesta de energía y el gasto energético es delicado, y solo pequeñas desviaciones diarias, si se mantienen a largo plazo, pueden tener un gran efecto sobre el peso. Un exceso del 1% de ingesta sobre el gasto energético almacenado como grasa produciría un aumento de peso de dos libras en un año, cincuenta libras en veinte años. Lograr este equilibrio preciso depende de una interacción compleja de hormonas, actividad, exposición a la temperatura y otros factores. Las hormonas intestinales mencionadas anteriormente tienen una relación extremadamente compleja entre sí, una que aún no se entiende. Todas actúan en conjunto para mantener el punto de ajuste. Las variaciones genéticas pueden llevar a algunas personas a comer más, y los hábitos alimenticios comienzan en la familia y se mantienen a largo plazo, por lo que la obesidad es en gran medida un problema de comportamiento sin anomalías genéticas, psiquiátricas o hormonales detectables subyacentes.

Ser obeso puede aumentar el riesgo de morir prematuramente en un 50%. Incluso tener un poco de sobrepeso incrementa la incidencia de enfermedades como la diabetes tipo 2 y la artritis. Una encuesta reciente de 2,8 millones de personas concluyó que los individuos con sobrepeso tienen un riesgo elevado de desarrollar diez de doce condiciones graves. Estas incluyen accidente cerebrovascular, insuficiencia cardíaca, angina, apnea del sueño e insuficiencia renal.

Las personas se dividieron en cinco grupos según su índice de masa corporal. Los grupos tenían IMC de menos de 25, de 25 a 29, de 30 a 35, de 35 a 39 o más de 40. Tener apenas un poco de sobrepeso duplica la incidencia de diabetes tipo 2, aumenta el riesgo de artritis en un 33%, de asma en un 28% y de hipertensión en un 50%. También tenían un 70% más de riesgo de insuficiencia cardíaca y un 60% de insuficiencia renal.

Aquellos con un IMC superior a 40 tenían un riesgo de diabetes tipo 2 más de doce veces mayor que una persona de peso normal, y el riesgo de apnea del sueño era veintidós veces mayor. Los hombres tenían más probabilidades de desarrollar estas complicaciones que las mujeres. Estos hallazgos tienen serias implicaciones para la salud pública. Tener sobrepeso genera resistencia a la insulina. La epidemia de obesidad está alcanzando una situación altamente alarmante, lo que ejerce una enorme presión sobre el costo de la atención médica; los pacientes con diabetes tipo 2 representan el 11% del total de las facturas por medicamentos recetados. Las personas deben prestar más atención a su propia dieta y ejercicio, así como a los de sus hijos.

CAPÍTULO 14

LA PSICOLOGÍA DEL ESTADO OBESO

AUNQUE RARA VEZ SE PUEDEN identificar trastornos psiquiátricos subyacentes como causa de la obesidad, los problemas psiquiátricos suelen asociarse con el estado de obesidad una vez que se ha desarrollado. No es de extrañar que el individuo con obesidad mórbida que no puede subir un tramo de escaleras, correr, sentarse en un asiento convencional, subir a un autobús o a un avión, o usar ropa atractiva, tenga baja autoestima. La baja autoestima conduce al aislamiento social, lo cual, en términos de longevidad, no es bueno. Muchas personas obesas no salen de la casa durante las horas de luz porque se sienten muy cohibidas. El aislamiento social conduce a la depresión, y la comida proporciona consuelo al deprimido. Los trastornos físicos asociados, como la apnea del sueño, la diabetes, la hipertensión y las enfermedades vasculares, pueden provocar cambios mentales adversos.

Se ha dicho que el aumento masivo de la prevalencia de la obesidad en los últimos años no puede atribuirse ni a un cambio en la genética ni a trastornos psiquiátricos reconocibles. Es más bien claramente de comportamiento, cultural, una sumisión a presiones externas como los anuncios de alimentos, y una consecuencia de una aberración adquirida del papel y valor de los nutrientes. Tales influencias conductuales pueden haber llevado a más personas a "vivir para comer" en lugar de "comer para vivir". Esto sugeriría un comportamiento adictivo, del cual claramente puede haber un componente. La adicción a los alimentos es ostensiblemente un problema mayor que la adicción al alcohol o a las drogas porque, por más difícil que sea manejar estas últimas, se puede excluir al paciente del acceso al alcohol, mientras que los alimentos son una necesidad. No solo los alimentos son esenciales —somos lo que comemos—, sino que su equilibrio preciso, como proveedor fundamental de necesidades, puede ser extremadamente difícil de controlar una vez que los mecanismos regulares de control homeostático desaparecen.

Los mecanismos homeostáticos que regulan el comportamiento alimentario en todo el reino animal están siendo gravemente distorsionados en el hombre por primera vez en miles de años. A lo largo de la historia, el hombre ha sufrido más a causa de los estragos del hambre que de una abundancia de alimentos, pero la glotonería y la obesidad existieron junto con otros excesos en el periodo de prosperidad durante la era romana. Aunque los efectos graves de la desnutrición y los extremos de hambre en África central y otros países son representados por los medios de comunicación, podríamos haber entrado en una era en la que más personas mueren por un exceso que por una escasez de alimentos.

Numerosas influencias biológicas y psicológicas pueden modificar el comportamiento alimentario. La composición de la dieta, por sí sola, no es un determinante exacto de la constitución corporal. Como tanto la proteína como los carbohidratos pueden convertirse de manera eficiente en grasa, no hay evidencia de que cambiar las proporciones relativas de proteína, carbohidrato y grasa en la dieta sin reducir la ingesta calórica total promueva la pérdida de peso.

El hecho de que los factores psicológicos sean importantes en la regulación de la ingesta calórica queda claro cuando observamos estudios que intentan eliminar estos factores. Se realizó un estudio en el que se entregaron botellas de leche previamente pesadas en las casas de treinta y siete bebés. Luego, las botellas se recogieron para volver a pesarlas y determinar la ingesta de alimentos. Al variar la dilución de la leche, se proporcionaron diferentes densidades energéticas de las cuales las madres no estaban al tanto, en distintos momentos. Los bebés alimentados con leche a mitad de concentración aumentaron su ingesta de volumen en un 80%, pero no en un 100%. Esto sugeriría que el apetito puede estar relacionado en parte con la ingesta de volumen más que con la ingesta de energía. Un estudio como este no sería posible más adelante en la vida, pero sugirió que beber mucha agua es bueno.

Sin embargo, estudios en niños mayores desnutridos en Jamaica demostraron el desarrollo de un apetito voraz después de un periodo prolongado de privación de alimentos. Esto podría ser una explicación para el rápido aumento de peso que a menudo se observa después de un período de dieta. Los factores psicológicos imponen una influencia considerable en la ingesta dietética, la cual también se ve influenciada por el color, la textura, el olor, el sabor y el contenido energético de los alimentos. Los estudios han mostrado que la selección de alimentos de un individuo refleja una respuesta a la disponibilidad y palatabilidad de los alimentos, más que a su contenido energético, de ahí el efecto de la comida rápida en la producción de aumento de peso. Estos factores son tanto sociales como psicológicos. La situación es compleja, en el sentido de que los animales pueden variar su ingesta y, en consecuencia, obtener cantidades suficientes de minerales y vitaminas esenciales cuando las concentraciones de estos en los alimentos son bajas. Si tales instintos alguna vez existieron en el hombre, probablemente ahora se han perdido.

Las sociedades de todo el mundo han desarrollado una actitud antagónica hacia la obesidad. Los niños obesos tienden a ser menospreciados, incluso rechazados, persuadidos y acosados. Su estado de obesidad desde una edad muy temprana se asocia con vergüenza, ya que se piensa que son hedonistas y carecen de fuerza de voluntad. Se les considera responsables de su propia condición, mientras que los niños con discapacidad reciben simpatía y apoyo, pero la situación es muy compleja. Los pacientes obesos tienden a engendrar o crear niños obesos. La disponibilidad y la palatabilidad de los alimentos influye en la ingesta. El alto valor calórico de los alimentos tiende a equipararse con la palatabilidad, y los alimentos con alto contenido de azúcar son más accesibles al ser más baratos. Las presiones sociales y familiares pueden llevar a comer en exceso, ya que a menudo se considera un signo de aprecio consumir toda la comida presentada. Eventos importantes de la vida como cumpleaños, éxitos, matrimonios e incluso funerales se celebran con banquetes.

Tales prácticas no son nuevas. Los romanos obtenían gran placer de comer, y a menudo de comer en exceso, de manera glotona. Existían en tiempos romanos los "rascadores de orejas", personas que eran hábiles en frotar la zona detrás de las orejas de aquellos que habían comido en exceso, induciendo el vómito y permitiendo así que el comensal comenzara a comer de nuevo. El mecanismo de este procedimiento era que el nervio vago no solo irriga el estómago, sino que también se extiende a ramas detrás de la oreja. La estimulación de la oreja activa el nervio vago, produciendo contracciones del estómago que inducen el vómito.

A lo largo de la vida, el consumo de alimentos se convierte en un ritual importante. A todos nos gustan los buenos alimentos, una variedad de alimentos, y no solo socializamos en torno a la mesa, sino que también realizamos reuniones de negocios. Si de hecho la comida se convierte en una adicción, como es el caso en algunos individuos con obesidad mórbida, entonces es una con la que el adicto debe lidiar constantemente, ya que la comida no solo es esencial, sino que siempre está presente. Las dietas consumidas en diferentes países varían ampliamente, pero la mayoría de las naciones han desarrollado, a lo largo de los siglos, dietas que, aunque difieren ampliamente en su contenido, mantienen el cuerpo en buena salud funcional sin deficiencias nutricionales marcadas. Recientemente, estudios han demostrado que las mujeres puertorriqueñas que viven en los Estados Unidos continentales aumentan de peso cuanto más tiempo han pasado allí y mejor es su inglés. Esto es evidencia convincente de que los factores sociales, más que los genéticos, son importantes.

Aunque quizás sea difícil categorizar con precisión los efectos psicológicos, los factores que se relacionan con el estado de obesidad son significativos y considerables. Cuanto mayor es el IMC, mayor es la incidencia de depresión. Varios factores contribuyen al desarrollo de problemas psicológicos que culminan en depresión crónica, un presagio de suicidio temprano. La discriminación conduce a una baja autoestima y a una calidad de vida reducida. Las relaciones familiares y sexuales sufren, y con frecuencia surgen problemas en el ámbito laboral, lo que hace que el empleo sea difícil y desfavorecido. Más de dos tercios de los pacientes obesos informan haber sufrido abusos, físicos en el 34%, sexuales en el 12% y psicológicos en el 64%. Un tercio de los pacientes obesos reporta antecedentes familiares de alcoholismo. Por el contrario, el alcoholismo es raro en el sujeto con obesidad mórbida.

La imagen corporal puede afectar enormemente el estilo de vida. Aquellos que fueron abusados en la infancia pueden usar su estado de obesidad como una protección para no atraer a los hombres. A pesar de su deseo de perder peso, pueden sentir cada vez más ansiedad a medida que pierden algo de peso y se vuelven más esculpidos, y por lo tanto atractivos. Otra persona que equipara la comida con el amor, o el peso con el poder y la riqueza, experimentará un gran conflicto interno al cambiar su estilo de vida al perder peso.

Para tener éxito, todos los psicoterapeutas deben abordar la desregulación emocional, el comportamiento impulsivo y las distorsiones cognitivas o perceptivas. La terapia grupal e individual, en particular la terapia cognitivo-conductual, puede resaltar las racionalizaciones, replantear los patrones de pensamiento negativos y proporcionar una manera más realista de autoevaluación. El reconocimiento del propio funcionamiento mental y de cómo se resuelven los problemas es esencial para aquellas actitudes del pasado que pueden sabotear los esfuerzos para hacer dieta.

A principios del siglo XX, cuando la tuberculosis y otras enfermedades infecciosas todavía eran rampantes, ser delgado a menudo se percibía como un signo de enfermedad, pobreza o descuido. El premio de las familias era tener niños regordetes y "saludables". La mujer regordeta era femenina y bella; mira el arte de esos días. El hombre regordete, con la cadena del reloj extendida sobre su vientre, parecía próspero. La gente prestaba poca o ninguna atención al contenido calórico de lo que comía.

Cuando la Segunda Guerra Mundial trajo racionamiento, la carne y la mantequilla se convirtieron en productos de lujo. La gasolina estaba racionada, la gente caminaba, sin embargo, la mayoría de los adultos de mediana edad en Estados Unidos tenía sobrepeso, y pocos hacían ejercicio por salud. Había pocos gimnasios. La mayoría de las mujeres mayores de treinta perdían su figura y usaban un corsé ajustado. Los hombres rellenaban sus hombros y usaban trajes de doble botonadura para ocultar sus barrigas de mediana edad; se pensaba que era natural y no se hacía nada al respecto. Esta fue la época en que los ataques al corazón y los derrames cerebrales comenzaron a multiplicarse.

Después de la guerra, la televisión produjo un gran cambio en el estilo de vida y llevó a un cambio importante en los hábitos alimenticios, ninguno para mejor. La "cena de TV" se volvió prominente, y todos se reunían alrededor del nuevo centro en el hogar, comiendo las comidas rápidas que veían anunciadas en la pantalla. El potencial publicitario de la televisión se volvió enorme y fue rápidamente reconocido y explotado por la industria alimentaria. La publicidad mostró a América el rostro que quería ver: grande, acomodada, despreocupada, intacta por la guerra o la escasez. Las cosas se hicieron de tamaño exagerado, los coches tenían enormes aletas y contenían bancos cruzados para tres personas, espaciosos para todos. En los nuevos supermercados, innumerables paquetes de comida prometían más por tu dinero, y los restaurantes servían porciones más grandes. En consecuencia, los estadounidenses aprendieron a comer en exceso y lo disfrutaron, pero pagaron el precio en términos de salud.

CAPÍTULO 15

REQUISITOS NUTRICIONALES

LOS REQUERIMIENTOS NUTRICIONALES VARÍAN SEGÚN la edad, el sexo y el tamaño del cuerpo, y pueden ser influenciados por medicamentos, hormonas y estados de enfermedad. Los carbohidratos proporcionan aproximadamente la mitad de la energía requerida por el ser humano. Se ingieren ya sea como azúcares simples o como carbohidratos más complejos. Ciertos tejidos, como el cerebro, las células sanguíneas y los riñones, tienen un requerimiento esencial de glucosa.

Los lípidos, además de ser una fuente de energía, desempeñan un papel importante en la estructura y función de las células. Las proteínas constituyen el 20 % de la masa corporal magra como músculo. Las proteínas existen en forma de enzimas, que se requieren para permitir que se realicen reacciones químicas dentro del cuerpo. Otro papel importante de las proteínas es proporcionar una fuente de aminoácidos esenciales. Estos son los aminoácidos que se requieren para el funcionamiento normal del cuerpo y que no pueden ser producidos por el cuerpo. Las proteínas dietéticas contienen estos aminoácidos esenciales en concentraciones variables.

Muchos de los procesos químicos normales esenciales para la vida requieren vitaminas. Las deficiencias de estas vitaminas causan enfermedades bien definidas. Se han identificado un total de trece vitaminas como esenciales en la nutrición humana. Cinco de ellas son solubles en grasa y ocho son solubles en agua. Las vitaminas solubles en grasa son A, D, E y K. Las vitaminas A, C y E, junto con el mineral selenio, son antioxidantes, importantes en la descomposición de productos de oxidación de radicales libres. Una deficiencia de vitamina bien conocida por el público es el escorbuto, que históricamente solía ser común en los viajes largos por mar. El escorbuto, que se presenta con sangrado de las encías, se debe a una deficiencia de vitamina C, o ácido ascórbico. En los largos viajes transatlánticos, los marineros se volvían deficientes en vitamina C y desarrollaban un síndrome completo de escorbuto, que finalmente se volvió prevenible y tratable mediante el suministro de limas a los marineros que emprendían largos viajes, de ahí el nombre para los marineros británicos: "limeys".

Además de las vitaminas, hay diecinueve minerales y oligoelementos que son todos esenciales para los humanos y pueden agruparse en cuatro categorías según su función. El calcio, el fósforo, el magnesio y el zinc son componentes estructurales del hueso. Un segundo grupo—sodio, potasio y cloruro—funciona como iones cargados principales dentro del mecanismo celular. Los oligoelementos, que son necesarios para la salud normal, incluyen hierro, zinc, cobre, selenio, manganeso, molibdeno, cobalto, yodo y cromo.

Los minerales son necesarios para prevenir estados de enfermedad, y la ingesta de minerales puede ser baja incluso en el estado de obesidad, pero particularmente después de una cirugía por obesidad mórbida. La malabsorción, consecuencia de varias enfermedades, como la enfermedad de Crohn, y los efectos de algunos medicamentos pueden alterar el equilibrio de minerales. Los agricultores que trabajan en tierras deficientes en ciertos minerales, como el hierro, colocan bloques del mineral deficiente en sus campos, los cuales animales como ovejas y vacas instintivamente bajan y lamen para superar su deficiencia.

El calcio es el mineral más abundante en el cuerpo y desempeña un papel vital en la actividad muscular y cardíaca. También está involucrado en la coagulación de la sangre y en el manejo de ciertas hormonas. Niveles altos de calcio pueden causar cálculos renales; niveles bajos causan huesos frágiles, que son propensos a fracturas espontáneas. Los niveles bajos de calcio también pueden estar asociados con niveles bajos de albúmina y magnesio. El magnesio es un mineral esencial importante dentro de las células y está involucrado en muchas reacciones químicas. Una manifestación común de la deficiencia de zinc es la pérdida de cabello. Niveles bajos de hierro debido a la ingestión inadecuada o hemorragias producen anemia, que puede ser profunda.

CAPÍTULO 16

MANTENER UN PESO SALUDABLE

MANTENER UN PESO SALUDABLE CONTRIBUYE a la longevidad y permite ejercitarse adecuadamente. Las personas cuyo peso está en el rango normal tienen una incidencia reducida de todos los principales factores de mortalidad. Se ha estimado que, en un momento dado, dos tercios de las mujeres y un tercio de los hombres están tratando de perder peso. Más de un tercio de la población son usuarios regulares de uno o más productos para adelgazar, los cuales son ampliamente y persistentemente anunciados, particularmente en televisión. En general, la mayoría de los intentos de adelgazar son autoadministrados y autocontrolados sin supervisión. No existen directrices autorizadas para la educación en salud del público general sobre el tipo óptimo de dieta.

Una gran cantidad de dietas comerciales están disponibles para programas de pérdida de peso. Existen en gran número revistas para mujeres, e incluso revistas especializadas, dedicadas totalmente al tema. La industria se ha vuelto muy consciente de las calorías, indicando el contenido dietético y las calorías en la mayoría de los paquetes. Los panes bajos en calorías y las bcbidas sin calorías ahora se exhiben de manera prominente en los estantes de los supermercados. Hay numerosos artículos para adelgazar disponibles, y existen tiendas especializadas y empresas en Internet. Se puede lograr la pérdida de peso a corto plazo, pero hay poca evidencia científica de que alguno de estos productos logre la pérdida de peso a largo plazo.

Las organizaciones y las revistas organizan grupos de autoayuda. Estas revistas ofrecen consejos sustantivos sobre adelgazamiento, pero a menudo presentan principios nutricionales incorrectos. Con frecuencia, promueven dietas extremas—"pierde 12 libras en la primera semana"—que casi invariablemente conducen al rebote del peso, o se centran en alimentos específicos que pueden no ser apropiados para una estrategia a largo plazo para lograr la pérdida de peso.

Históricamente, las dietas se han centrado en la reducción de la ingesta de grasa. Durante casi un siglo, la profesión médica ha puesto énfasis en reducir la ingesta de grasa animal en los productos lácteos. La grasa contiene nueve calorías por gramo, en comparación con cuatro calorías para los carbohidratos y la proteína, pero la grasa no se consume tan fácilmente en grandes cantidades como los carbohidratos, y los excesos de carbohidratos se convierten en grasa.

La reducción de peso exitosa depende de varios factores. El más importante es controlar la ingesta de calorías a largo plazo. Esto implica mantenerse aproximadamente en un esquema dietético particular. Los requerimientos de energía de los individuos varían considerablemente, por lo que los resultados obtenidos con dietas específicas pueden ser diferentes.

En la mayoría de las dietas para contar calorías, se permite al sujeto comer cualquier alimento que proporcione de manera acumulativa una ingesta energética determinada. Aunque existe libertad de elección, hay muchas desventajas. Los alimentos deben pesarse con precisión y la ingesta de energía se calcula a partir de esto. Comúnmente, las personas afirman que estas dietas fracasan, cuando en realidad es poco probable que el paciente esté cumpliendo con la dieta. Una ligera variación de este tema es la "dieta establecida", en la que una hoja de dieta proporciona el menú semanal para tres comidas al día. Estos menús ofrecen variedad y a menudo se dan alternativas. Consumir un 1 % adicional equivaldría a diez mil calorías extra al año; eso es un poco más de una lata de refresco al día y provocará un aumento de dos libras al año, lo que equivale a caminar cien millas.

Con las dietas bajas en grasa, se le proporciona al individuo una lista de alimentos ricos en grasa que deben evitarse o restringirse severamente. Estas dietas a menudo se originaron específicamente para reducir los niveles de colesterol y, de este modo, reducir el riesgo de enfermedades cardíacas. Normalmente, los carbohidratos no se restringen específicamente en estas dietas, las cuales generalmente fracasan.

Actualmente, las dietas más populares y efectivas son aquellas bajas en carbohidratos, y estas dietas tienen una larga trayectoria. Banting, quien descubrió la insulina hace más de un siglo, ideó dietas bajas en carbohidratos para tratar la diabetes. Hoy en día se usan como una estrategia principal para la pérdida de peso y el aumento de la longevidad. Las más utilizadas son la dieta Atkins, Sugar Busters y la dieta South Beach.

La dieta Atkins, según afirmaba el difunto autor, es un régimen fácil de seguir que combina la nutrición y los suplementos de nutrientes vitales en un programa único, no solo para reducir el peso, sino también para desafiar la edad. Atkins afirmaba que su dieta añade muchos años a la vida, refuerza las defensas inmunológicas, mejora la función cerebral y la memoria, reduce el riesgo de enfermedades cardiovasculares, permite la pérdida de peso sin restricción calórica y combate la diabetes de inicio en la adultez. Atkins promulgó esta dieta enfrentándose a una fuerte oposición de organismos de renombre como la Sociedad Americana de Cardiología.

La dieta Atkins implica una reducción radical en la ingesta de carbohidratos. Los carbohidratos que se permiten son complejos y sin refinar, básicamente alimentos ricos en almidón que incluyen granos enteros y lentejas. El azúcar de mesa, los dulces, pasteles, galletas y refrescos están prohibidos. Estos últimos alimentos tienen un índice glucémico muy alto que hace que los niveles de insulina se disparen. Los carbohidratos simples no deben superar aproximadamente el 3% de la dieta total. La pasta, el pan, el arroz blanco, los productos horneados y los caramelos están prohibidos.

Los azúcares simples están prohibidos porque se digieren rápidamente y aumentan el azúcar en la sangre, produciendo un rápido derrame de grandes cantidades de insulina desde el páncreas. Esto causa que el nivel de glucosa baje y crea un antojo de más carbohidratos. A medida que se desarrolla la resistencia a la insulina, el exceso de azúcar se acumula en la sangre, produciendo diabetes. Esta situación también conduce a la obesidad, ya que el exceso de azúcar finalmente se convierte en grasa. Atkins reconoció que las grasas trans son el vínculo dietético con el colesterol elevado y la enfermedad cardíaca. Las grasas trans disminuyen el colesterol HDL bueno y aumentan el colesterol LDL malo y las lipoproteínas. Las grasas trans también reducen la respuesta a la insulina y bloquean la absorción de ácidos grasos esenciales. Atkins abogaba por consumir una amplia variedad de alimentos que proporcionen una gama de nutrientes vitales y fitonutrientes, y evitar cualquier posibilidad de adicción a un alimento en particular. Como primer objetivo, la dieta Atkins estabiliza el azúcar en la sangre eliminando los azúcares simples y los alimentos que contienen azúcar y reemplazándolos por carbohidratos complejos o no carbohidratos.

La dieta se basa en un contenido de grasa y proteína mucho más alto de lo normal. Un segundo objetivo es crear una dieta baja en alimentos que generen radicales libres de oxígeno y alta en antioxidantes que los combatan. Para aumentar la capacidad antioxidante, la dieta es alta en verduras frescas y frutas bajas en azúcar, como los frutos rojos.

Una ventaja de la dieta es que el paciente no tiene que contar calorías ni siquiera restringir excesivamente el tamaño de las porciones. Se puede comer bistec y pescado con acceso libre a verduras frescas. Se permite arroz integral y pan integral auténtico. Algunos quesos se permiten sin restricción, pero los yogures, que son altos en lactosa, un azúcar simple, deben minimizarse. Se permiten salvado, frutos secos y semillas. Se prefiere la mantequilla a la margarina, ya que esta última es alta en grasas trans. La ingesta de grasa también ayuda a estabilizar los niveles de azúcar en la sangre.

Los mejores aceites son el aceite de oliva, de almendra y de aguacate. Estos aceites son excelentes fuentes de ácidos grasos esenciales omega-3 y omega-6.

Se recomienda reemplazar los carbohidratos simples con carbohidratos complejos de alta calidad, que son almidones. Los carbohidratos complejos tienen más probabilidades de mantener estable el nivel de azúcar en la sangre cuando se combinan con proteínas y grasas. Las verduras verdes se pueden comer libremente, incluyendo hojas de ensalada, brócoli, col rizada, coles de Bruselas y judías verdes. Las zanahorias, remolachas, guisantes y calabazas de invierno tienen un contenido más alto de carbohidratos, aunque también son ricos en antioxidantes. No se recomiendan las papas; si se consumen, deben comerse con piel. Las frutas deben consumirse solo con moderación. Son ricas en vitaminas y minerales, pero contienen cantidades significativas de carbohidratos simples. Se deben evitar los jugos de frutas y las frutas enlatadas; no tienen valor nutricional y están cargados de azúcar.

La dieta Atkins enfatiza la importancia de beber grandes cantidades de líquidos, pero no refrescos. Se permiten tés y café; las bebidas alcohólicas pueden tomarse con moderación. Varios estudios han mostrado que un vaso de vino tinto tiene un efecto beneficioso sobre el corazón y los vasos sanguíneos, pero esto es controvertido. Como se ha mencionado, hay mucha incertidumbre en relación con el consumo de alcohol, y lo más prudente es beber cantidades moderadas de vino seco o licor puro con una mezcla sin azúcar, como refresco cero calorías. La cerveza y los vinos de postre deben evitarse. Las controversias en torno al consumo de alcohol aún no se han resuelto. Sin embargo, el alcohol aumenta el HDL, el colesterol bueno, y disminuye la adhesividad de las plaquetas y su agregación, lo cual promueve la trombosis. Estas acciones tienden a reducir el desarrollo de arteriosclerosis y es más probable que se logren cuando se ingiere vino tinto, en lugar de cualquier otra forma de alcohol.

Varios estudios han demostrado que el número de muertes por cáncer, enfermedades cardíacas, accidentes cerebrovasculares y accidentes se reduce de manera acumulativa en personas que consumen una o dos bebidas alcohólicas al día, pero no más de tres. Aquellos que beben más de tres tienen un mayor riesgo relativo de muerte por todas las causas, y al aumentar aún más la cantidad, existe un riesgo significativo de muerte por cirrosis hepática y hemorragia gastrointestinal.

Con respecto a la cantidad de comida consumida, Atkins recomendaba comer hasta sentirse cómodo. Los alimentos libres de carbohidratos satisfacen el apetito más rápidamente. Comer en exceso se vuelve casi imposible. Se recomienda tomar un desayuno rico en proteínas y tres comidas completas al día. Las verduras tienen considerablemente más antioxidantes por gramos de carbohidratos que las frutas y son una opción dietética valiosa. La mejor opción entre las frutas son las bayas de cualquier tipo. Una taza de arándanos contiene solo cuarenta calorías. Los aguacates son excelentes fuentes de grasas monoinsaturadas.

Recientemente ha habido mucha discusión sobre la importancia de los carotenoides. Se ha afirmado que el carotenoide licopeno puede prevenir el cáncer, particularmente el cáncer de próstata. Este químico ahora se ha añadido a muchas preparaciones multivitamínicas de venta libre. Las fuentes de estos son verduras de hoja verde oscura y alimentos de color naranja como zanahorias y tomates.

Sin carbohidratos, el cuerpo no quema grasa eficientemente y produce compuestos llamados cetonas, que se acumulan en la sangre y son tóxicos. Estos causan náuseas, dolor de cabeza, fatiga y estreñimiento, y ponen tensión en los riñones. Si esta dieta aumenta el riesgo de enfermedades del corazón, enfermedades vasculares e incluso cáncer sigue siendo controvertido, pero no existe evidencia científica de esto, y la dieta se asocia con niveles reducidos de colesterol en suero. Desafortunadamente, el propio Atkins murió repentinamente de un ataque al corazón mientras trotaba.

Una dieta baja en carbohidratos que se utiliza muy ampliamente es la dieta Sugar Busters, que enfatiza que el azúcar es tóxico. Se destaca que la sobreproducción de insulina hace que el cuerpo almacene el exceso de energía en forma de grasa. La insulina además inhibe la movilización de la grasa previamente almacenada, y la insulina le indica al hígado que produzca colesterol. La dieta Sugar Busters, que es la más ampliamente publicitada, prohíbe los carbohidratos que causan una intensa secreción de insulina; estos son los azúcares refinados. Los alimentos que deben eliminarse de esta dieta son papas, maíz, arroz blanco, pan de harina refinada, remolachas, zanahorias, azúcar granulada, jarabe de maíz, melaza, miel, refrescos cola y cerveza.

El vino tinto, que se considera la mejor y más segura fuente de alcohol, está permitido con la dieta Sugar Busters. Las poblaciones en países con un consumo relativo más alto de vino tinto en comparación con otros licores experimentan una menor incidencia de enfermedades cardiovasculares. Sin embargo, el alcohol es alto en calorías. Con la dieta Sugar Busters, se recomienda el ejercicio como un beneficio indudable. La clave de esta dieta es modular la insulina. Controlar con éxito la insulina permite al paciente desbloquear un mejor rendimiento a través de la salud y la nutrición. Para controlar la secreción de insulina, es fundamental reducir la ingesta de azúcar y minimizar los carbohidratos refinados. Evitar los carbohidratos refinados resulta en niveles promedio más bajos de insulina en la sangre durante períodos prolongados. Esto tiene un efecto notablemente beneficioso en la reducción de la síntesis y almacenamiento de grasa, así como en la mitigación de otros efectos adversos que la insulina tiene sobre el sistema cardiovascular. Junto con la filosofía de Atkins, aquí también se enfatiza que los carbohidratos refinados se absorben muy rápidamente, lo que resulta en la secreción de grandes cantidades de insulina que promueve la deposición de grasa. Sin embargo, los carbohidratos no refinados requieren una mayor descomposición digestiva antes de la absorción. La absorción más lenta modula la secreción de insulina y resulta en menor síntesis y almacenamiento de grasa y, en consecuencia, menor aumento de peso.

La dieta Sugar Busters sensatamente no prohíbe todos los carbohidratos. Hay un énfasis particular en evitar completamente los azúcares refinados, y esto funciona. Muchas dietas recomiendan eliminar casi toda la grasa y la carne, especialmente la carne roja. Algo de grasa en la dieta es necesaria para la realización de operaciones metabólicas dentro del cuerpo. La mayor parte del exceso de grasa se debe a la conversión de carbohidratos ingeridos en grasa. Los defensores de la dieta Sugar Busters ponen gran énfasis en el consumo de carne, lo cual puede no ser su punto fuerte. Afirman que la proteína ingerida estimula la producción de la hormona glucagón además de proporcionar bloques de construcción para el cuerpo. El glucagón promueve la descomposición de la grasa almacenada y ayuda a contrarrestar los efectos de los niveles altos de insulina en el sistema cardiovascular.

Los defensores de la dieta Sugar Busters ponen énfasis en los patrones o hábitos alimenticios. Múltiples comidas ejercen menos estímulo sobre la secreción de insulina al hacer que el cuerpo entre en un modo de conservación. Esto tiende a aumentar el almacenamiento de grasa, posiblemente de manera periférica, asociado con la capacidad, que algunos mamíferos tienen, de hibernar. Se recomienda que comamos tres comidas al día para evitar que se desarrolle el modo de conservación.

Tanto las dietas Atkins como las Sugar Busters no cuentan calorías, lo que tiende a ser muy inexacto. Tampoco es necesario contar gramos de azúcar, gramos de grasa o gramos de proteína. El tamaño general de las porciones no está limitado, siempre que consistan en carbohidratos ricos en fibra, carnes magras y grasas insaturadas. A diferencia de la dieta Atkins, Sugar Busters expresa preocupación por comer demasiada grasa, especialmente grasas saturadas. En la dieta Sugar Busters, las porciones de comida deben caber en el fondo del plato; se desaconsejan las segundas y terceras raciones. Es beneficioso consumir calorías temprano en el día y comer una comida grande por la noche se considera malo. El colesterol ingerido conduce a su depósito en el sistema arterial y, en última instancia, a la trombosis. Se desaconsejan los refrigerios entre comidas. Las frutas son menos buenas que los vegetales pero contienen fructosa, que provoca aproximadamente un tercio de la secreción de insulina que crea la glucosa. Las frutas deben comerse enteras y se desaconsejan los jugos de frutas.

Ambas dietas recomiendan una gran ingesta de líquidos sin azúcar, particularmente antes de las comidas. Se desaniman el té y el café, pero otros estudios científicos los han recomendado con moderación. Se recomienda consumir de seis a ocho vasos de agua al día, lo que tiende a disminuir el apetito. Los cereales de desayuno están cargados de azúcar y no se recomiendan. El pan de trigo, que es integral, debe reemplazar al pan blanco.

Además de reducir la secreción de insulina, la dieta Sugar Busters estimula la producción de glucagón, reduciendo así la grasa corporal y el colesterol y los problemas de salud asociados con ellos. Es importante que la principal fuente de proteína sea carne blanca magra y pescado. Estos deben ser a la parrilla, al horno o al gratén, pero no fritos. El consumo de huevo es controvertido. La yema del huevo contiene 185 mg de colesterol. Los frutos secos y los aguacates son una fuente saludable de grasas. Sugar Busters afirma estar creando un nuevo estilo de vida nutricional. Es lógico, bien fundamentado, práctico y razonable, y no demasiado difícil de seguir. A diferencia de la dieta Atkins, Sugar Busters tiene como objetivo eliminar la grasa innecesaria, especialmente la grasa saturada, de la dieta y concentrarse en la ingesta de carnes magras y recortadas. Los carbohidratos refinados vuelven a estar prohibidos. Sugar Busters constituye una guía sensata de estilo de vida a largo plazo y puede ser recomendada.

La dieta South Beach afirma no ser ni baja en carbohidratos ni baja en grasas. El objetivo es enseñar a depender de los carbohidratos correctos y las grasas correctas. Como dieta para reducir peso, se afirma que se pueden perder entre ocho y trece libras en las primeras dos semanas. Se permite el acceso libre a verduras, pollo, pavo, pescado y mariscos. Las grasas aceptables son huevos, queso, nueces y aceite de oliva; incluso se permiten bocadillos. El pan, el arroz, las papas, la pasta y los productos horneados están completamente prohibidos, al igual que la fruta. También están prohibidos los pasteles, galletas, helados y azúcar. Se permite el alcohol, con moderación, siendo nuevamente considerado el vino tinto como el mejor. Se afirma que la dieta produce una pérdida de grasa abdominal, que suele ser la zona más difícil de reducir. El programa inicial puede relajarse después de algunas semanas, pero los principios subyacentes aún deben seguirse. La dieta es segura, relativamente sencilla, y en algunos aspectos similar a Sugar Busters. Estas dos dietas forman guías excelentes para la estrategia de alimentación saludable a largo plazo de una persona, sin ser demasiado restrictivas o intolerables.

Es de interés que la dieta South Beach fue ideada por Arthur Agatston, un cardiólogo que se había desilusionado con la dieta baja en grasas y alta en carbohidratos que durante muchos años había sido recomendada por la Asociación Americana del Corazón. Como consecuencia, introdujo la dieta South Beach a mediados de la década de 1990. Se puso énfasis en la prevención de la multitud de problemas cardíacos y vasculares que provienen de la obesidad. Mientras se enfatizaban los efectos beneficiosos sobre el sistema cardiovascular, el Dr. Agatston también se centró en la importancia y los efectos beneficiosos de perder peso desde un punto de vista estético, lo cual es un fuerte factor motivador para continuar con la dieta. El impulso psicológico que proviene de una apariencia mejorada beneficia a toda la persona y evita que muchos pacientes recaigan. El resultado final es mejorar la salud general y cardiovascular, con un hábito corporal y actitud más activos, positivos y saludables. Para compensar la drástica reducción de carbohidratos, las personas comían más proteínas y grasas, y las dietas eran difíciles de seguir para algunos; esto se aplicaba especialmente a la dieta Atkins. La dieta South Beach probablemente sea la más fácil de mantener a largo plazo, pero la dieta Sugar Busters probablemente sea más efectiva, si el enfoque se centra principalmente en la reducción de peso.

Un principio importante de la dieta South Beach es permitir el consumo de carbohidratos buenos, verduras, cereales integrales y algunas frutas, mientras se excluyen los carbohidratos malos altamente procesados. Al permitir el consumo de carne magra de res, cerdo, ternera y cordero, es más fácil seguir esta dieta que la más radical Sugar Busters.

La dieta South Beach permite las yemas de huevo, que contienen mucha vitamina E y colesterol bueno, así como malo, pero con aproximadamente 185 mg de colesterol en un huevo, el número consumido por semana debería reducirse, quizás razonablemente a tres. Se recomienda pollo, pavo, pescado—especialmente salmón, atún y caballa—junto con nueces, quesos bajos en grasa y yogur. El aceite de oliva, aceite de canola y aceite de maní se consideran buenos, ya que contienen grasas saludables. Una de las críticas de Agatston a la dieta Atkins es que la limitación extrema de carbohidratos conduce a la descomposición de las grasas, produciendo cetosis. Para personas con sobrepeso relativamente saludables, esto probablemente no sea perjudicial y puede estar asociado con una disminución del volumen sanguíneo y cierta deshidratación, lo que podría afectar la función renal, causando daño renal permanente a largo plazo.

La principal preocupación que siempre ha rodeado a la dieta Atkins, teóricamente, es que al seguir una comida de grasas saturadas, se produce disfunción en las arterias, lo que resulta en depósitos en las paredes arteriales de placas de colesterol, lo que provoca la predisposición a la trombosis. La pregunta permanece sin resolver, pero es real, y estos efectos adversos no ocurren cuando se consumen grasas insaturadas.

En un ensayo clínico controlado y aleatorizado que involucró a voluntarios con sobrepeso en ayunas, la dieta South Beach se comparó con el programa de la American Heart Association. Después de doce semanas, cinco pacientes en el programa de la AHA habían desistido, en comparación con solo uno en la dieta South Beach. Los participantes de la dieta South Beach experimentaron una pérdida de peso media de 13,6 libras, casi el doble de las 7,5 libras perdidas por el grupo de la AHA. Aquellos que siguieron la dieta South Beach también mostraron una mayor disminución en la relación cintura-cadera, lo que sugiere una verdadera disminución del riesgo cardíaco. Los niveles de colesterol de los que seguían la dieta South Beach disminuyeron drásticamente, y la relación de colesterol bueno a malo mejoró más que en los del grupo de la Heart Association. Es evidente que gran parte del síndrome de resistencia a la insulina desaparece después de dos semanas en la dieta South Beach. Los antojos de azúcares prácticamente desaparecieron.

Un poco de aceite de oliva mejorará el proceso de ralentizar la absorción de carbohidratos. Además, tomar una cucharada de Metamucil en un vaso de agua antes de una comida puede tener un beneficio similar. La fibra no soluble mezclada con la comida tiene el efecto de ralentizar la velocidad con la que el estómago se vacía, reduciendo así la tasa de absorción de carbohidratos.

¡En muchos aspectos, lo que bebemos es más importante que lo que comemos! El estómago vacía los líquidos rápidamente, lo que los hace aptos para una absorción rápida, y los líquidos que contienen carbohidratos tienen un índice glucémico extremadamente alto, produciendo una absorción rápida y niveles elevados de glucosa en la sangre. Como se ha mencionado, una lata de Coca-Cola contiene de nueve a diez cucharaditas de azúcar. Por el contrario, si se toma agua pura o una bebida sin calorías, tiene el efecto de diluir el contenido del estómago y ralentizar la absorción de los alimentos sólidos. Por lo tanto, se recomienda agua, al menos ocho vasos al día.

La cerveza tiene un alto índice glucémico como resultado de su contenido de maltosa, lo que la hace incluso peor que el azúcar de mesa. El vino y el whisky son apuestas más seguras debido a los granos de los que están hechos, de diferentes cultivos y vegetales. El vino tinto, en particular, ha demostrado ser saludable con sus beneficios cardíacos comprobados. El café puede ser bueno; sin embargo, el contenido de cafeína estimula el estómago para secretar ácido y, por lo tanto, aumenta la velocidad de digestión. Esto tiene el mismo efecto sobre el vaciamiento gástrico y puede aumentar el apetito. El té también contiene una cantidad considerable de cafeína y puede ser útil en la prevención de enfermedades cardíacas e incluso condiciones como el cáncer de próstata. Según el protagonista de la dieta South Beach, el vino es menos dañino que el pan blanco, ya que su efecto es menos adipogénico. La cebada, el centeno y el trigo, cereales puros, tienen índices glucémicos de 36%, 48% y 59%, respectivamente. La mayoría de los productos lácteos tienen índices glucémicos relativamente bajos, siendo el del yogur bajo en grasa solo del 20%, la leche del 39% y la leche sin grasa del 46%. El helado, quizás desafortunadamente, tiene un índice glucémico del 87%.

El índice glucémico de las frutas varía del 32% para las cerezas al 103% para las sandías. Toronja, duraznos, naranjas y peras tienen un índice glucémico de menos del 50%; los plátanos y piñas son mucho más altos, siendo 89 y 94% respectivamente. Los índices de las legumbres varían, desde 23% para la soja hasta 70% para los frijoles horneados enlatados. Las verduras van desde las batatas con 63%, zanahorias con 70%, puré de papas con 100%, papas fritas con 107%, hasta papas asadas con 158%. Con respecto a los azúcares simples, el índice de la glucosa es 137%; la maltosa, un componente principal de la cerveza, 150%; la lactosa 92%; pero la fructosa es solo 32%. Las siguientes verduras tienen un índice glucémico de menos del 20%: alcachofas, espárragos, brócoli, coles de Bruselas, col, coliflor, apio, pepinos, col rizada, hojas de mostaza, espinaca, pimientos y ejotes; todas estas verduras son de color verde. Los nabos, champiñones y nueces también tienen un índice glucémico bajo y saludable.

Los vegetales son más saludables que la fruta, especialmente los vegetales verdes. El jugo de fruta podría ser incluso peor para la salud que beber cola y limonada. Un estudio de trece mil adultos publicado en el Journal of the American Medical Association en 2019 encontró que un vaso de 12 onzas de jugo al día podría aumentar la muerte prematura en casi una cuarta parte. Los expertos han dicho que el contenido de fructosa de estas bebidas podría estar aumentando la resistencia a la insulina y estimulando hormonas que promueven la acumulación de grasa alrededor de la cintura. Ambos factores pueden conducir a una mayor incidencia de enfermedades cardíacas y diabetes. Este estudio ha demostrado, por primera vez, que los jugos de fruta 100 por ciento son muy dañinos para la salud. Un vaso diario de refresco, como la cola, se relacionó con un aumento del 6 % en el riesgo de muerte prematura durante un período de seis años. En contraste, un jugo de fruta adicional del mismo volumen se vinculó con un aumento del 24 % en la mortalidad prematura en el mismo período de tiempo.

La razón es que el azúcar principal en el jugo de fruta es la fructosa, que tiene un índice glucémico más alto que la glucosa, que es el azúcar principal en la cola, por lo que se absorbe más rápidamente, produciendo finalmente resistencia a la insulina, lo cual es extremadamente dañino para la vida.

Los alimentos con bajo índice glucémico minimizan los antojos de comida. Las bebidas alcohólicas con el mejor índice glucémico son el vino tinto y el whisky; la cerveza tiene el peor debido a su contenido de maltosa. La dieta South Beach recomienda los siguientes vegetales, todos los cuales tienen un bajo índice glucémico: tomates, lechuga, cebollas, pimientos verdes, ajo, chalotas, hojas de mostaza, aceitunas y brócoli, pero prohíbe las papas.

La etapa inicial de pérdida de peso para las personas que siguen la dieta South Beach, citada en ocho a doce libras durante las primeras dos semanas, se debe a la reducción de la ingesta de carbohidratos, lo que resulta en una pérdida de almacenamiento de agua; posteriormente, la pérdida de peso se ralentiza. Los defensores de la dieta South Beach recomiendan encarecidamente un programa de ejercicios. Muchas personas dan una caminata rápida de veinte minutos diariamente, lo cual es bueno, pero solo se puede esperar que queme unas cien calorías. La mayor parte del beneficio obtenido del ejercicio ocurre durante los primeros veinte minutos, y tras el ejercicio intenso, el aumento de la quema de energía puede ocurrir durante varias horas.

El entrenamiento con pesas tiene muchos beneficios; mejora la relación músculo-grasa, aumenta el metabolismo y promueve que el cuerpo queme combustible más rápido, incluso durante el sueño. Aumentar la masa corporal magra—es decir, el peso corporal proveniente del músculo—es un beneficio positivo del levantamiento de pesas. El levantamiento de pesas rápido y repetido, incluso con pesos ligeros, como en el entrenamiento de body pump, es una forma de ejercicio muy útil. Además, el ejercicio reduce la presión arterial, aumenta el colesterol bueno, y otras adiciones a una dieta saludable, como las cápsulas de aceite de pescado y el gel de testosterona, han sido recomendadas, pero sin mucha evidencia científica de su eficacia.

La dieta Ornish, que es alta en fibra y baja en grasa, afirma que se puede revertir la enfermedad cardíaca. La dieta, al igual que las dietas bajas en carbohidratos anteriores, ha sido promovida intensamente. Otra dieta baja en carbohidratos es la dieta Protein

Power Eades, que se basa en la idea de que consumir alta proteína y baja en grasa contribuye a la masa corporal magra y no estimula la insulina; por lo tanto, el efecto general es un cuerpo más delgado y saludable.

Para aumentar la longevidad y la salud a largo plazo, estamos buscando un enfoque a largo plazo, de hecho de por vida, para la alimentación. Hay que decir que la mayoría de las dietas finalmente fracasan. Incluso a corto plazo, la mayoría de las personas tienden a desviarse de la dieta específica y, desilusionadas, vuelven a sus antiguos malos hábitos alimenticios. También se ha sugerido que una razón por la cual las dietas fracasan es que crean demasiado pensamiento personal sobre la comida y lo que la persona va a comer, y esto tiende a estimular el apetito. Otra razón del fracaso es que las personas temporizan con las dietas, pensando que una dieta extrema de seis semanas producirá el efecto deseado, que, incluso si lograran alcanzarlo, pronto se pierde y se revierte cuando termina el corto período de la dieta. Es seguro decir que se ha puesto tanto énfasis en las dietas y nuevas dietas a través de los medios, la televisión y las revistas que si alguna de ellas hubiera tenido mucho éxito a largo plazo, no estaríamos ahora enfrentando un aumento tan masivo en el número de personas obesas en la población.

Todas las dietas que he descrito ponen énfasis en beber grandes cantidades de agua, al menos ocho vasos al día. Es mucho, ¡pero bebe tanto como puedas!

Hay un programa de pérdida de peso que ahora tiene treinta años y que depende de lo que se describe no tanto como una dieta sino como "higiene natural". El concepto básico y la base de la higiene natural es que el cuerpo siempre está esforzándose por la salud, la cual se logra limpiándose continuamente de materiales de desecho perjudiciales. No se logra solo bebiendo agua. Según los defensores de la higiene natural, los alimentos con alto contenido de agua son la clave. Estos son esencialmente vegetales, que no solo contienen grandes cantidades de agua, sino todas las vitaminas y minerales esenciales que se han desarrollado como una necesidad para una vida saludable a través del proceso evolutivo.

En esos grupos de personas en el mundo ya mencionados que viven vidas extraordinariamente largas mientras mantienen una buena salud, no hay obesidad, y viven vidas sorprendentemente libres de enfermedades. Se afirma que están libres de enfermedades cardíacas y cáncer. Su dieta se compone esencialmente de frutas y verduras. Los países a los que me refiero son los abjasios de Rusia, los vikabanbanos de Ecuador y los hunzukuts de Pakistán.

Otro factor dietético importante es la sal. La sal se añade a la mayoría de las comidas rápidas, el pan, las galletas y los postres. Si se consume en exceso, provoca un aumento de la presión arterial. Por lo tanto, mi consejo es no añadir sal a sus alimentos.

No me disculpo por dar tal énfasis a la dieta. Como se indicó, somos lo que comemos, y comer el tipo de dieta adecuado es extremadamente importante. De las dietas descritas, la South Beach probablemente ofrece la mejor oportunidad de adherencia a largo plazo y de beneficio a largo plazo. Recordatorios simples como comer verduras verdes, carne blanca y pescado, y beber abundante líquido no pueden ser sobreestimados. Este es el paso más importante que puedes tomar para prolongar tu vida, particularmente si lo combinas con ejercicio regular.

En resumen, algunas calorías valen más que otras. Estamos induciendo a nuestros cuerpos a producir más insulina con las dietas actuales. Una de cada siete muertes se debe ahora a una mala alimentación, y es un problema mundial. En la década de 1950, al mirar películas y noticieros, todos eran delgados. Luego surgieron los supermercados, la comida rápida y los bocadillos se estaban poniendo de moda, y así se desarrolló una nueva forma del hombre. Un estudio reciente mostró que las personas que comen alimentos ultraprocesados consumen quinientas calorías más al día que cuando comen alimentos normalmente procesados. Ahora se reconoce que es el azúcar, lo que es mortal. Cuando se culpaba a la grasa, nunca hubo evidencia de ello, y no se comprendía que el azúcar y la insulina eran responsables. Si los niveles de insulina son altos, estás almacenando grasa, y ese es el problema subyacente a la actual epidemia de obesidad.

CAPÍTULO 17

SUPERMERCADOS: LA COMIDA QUE COMPRAMOS

A CRECIENTE DISPARIDAD EN LA gama de ingresos en las democracias occidentales se ha convertido en una causa seria de preocupación, y hay evidencia de que aquellos en los tramos de ingresos más altos viven más tiempo. Esto también parece correlacionarse con el nivel de educación del individuo. Todos nosotros pasamos una parte significativa de nuestras vidas en el supermercado, y es lo que compramos allí, y cuánto gastamos, lo que proporciona la base para nuestra dieta y nuestra salud.

Los últimos cincuenta años han traído cambios, desde comprar diariamente en la pequeña tienda de la esquina especializada, hasta comprar alimentos semanalmente en el supermercado. Es importante tener cuidado con el consumo de alimentos comprados en los supermercados. Por ejemplo, se encuentra más grasa en tres rebanadas de pan que en una barra de Mars rica en calorías. Algunos cereales para el desayuno contienen más del 15% de grasa, y algunas comidas preparadas más vendidas tienen más del triple de grasa que otros productos similares. La cantidad de grasa en las pizzas puede variar del 15 al 4%. Los supermercados ofrecen a menudo una cocina reconfortante poco estimulante, filas y filas de alimentos preparados desde pasteles de pollo hasta bizcochos que alguna vez se habrían hecho en casa. Estos productos contienen emulsionantes de aceite de palma, aceite vegetal hidrogenado y una desconcertante variedad de aditivos. Estos se usan en parte para asegurar que los alimentos duren más, tengan mejor sabor y cuesten menos. La grasa es abundante, barata y puede prolongar la vida útil de los productos, añadiendo una textura atractiva. El resultado, en las últimas décadas, ha sido el aumento del contenido de grasa en muchos de los alimentos más populares.

La prolongada duración del producto es un problema aquí. Por ejemplo, un pastel casero de limón que contiene un 10% de grasa estaría rancio e incomible después de dos o tres días, mientras que un pastel de supermercado con un 20% de grasa sabe igual tres meses después que el día que lo compras. Los emulsionantes de grasa se basan en la química que proviene de la industria del jabón. Hacen que la grasa sea más agradable al paladar. El resultado es que algunos panes contienen un 12% de grasa, mientras que, en contraste, la leche entera contiene solo un 4%. Según la filosofía de Atkins, esto podría no parecer tan importante, pero con toda probabilidad lo es, y posiblemente de manera extremadamente significativa. La razón es que los ácidos grasos trans de la grasa vegetal hidrogenada utilizada en pasteles, galletas y margarina son en sí mismos un riesgo para la salud. Los ácidos grasos trans no pueden ser digeridos adecuadamente, y el cuerpo simplemente los almacena. Hay evidencia de que los ácidos grasos trans están involucrados en la formación de depósitos de colesterol en los vasos sanguíneos en la diabetes y la obesidad. Por otro lado, se cree que las grasas monoinsaturadas, como las que se encuentran en los aguacates y los frutos secos, son beneficiosas con moderación, posiblemente protegiendo contra las enfermedades del corazón.

Por lo tanto, puede ser que la revolución de la obesidad no sea responsabilidad del consumidor, sino que sea contribuida, en cierta medida significativa, por los supermercados, que controlan aproximadamente el 90% del consumo de alimentos. Actualmente, los supermercados están tomando algunas medidas para ofrecer alternativas saludables, y el etiquetado del contenido energético de los alimentos se está practicando cada vez más. En el Reino Unido, el comité selecto de la Cámara de los Comunes ha criticado recientemente a la industria alimentaria por no hacer lo suficiente para promover alimentos saludables. Están introduciendo una política de sistema de semáforo para el etiquetado de alimentos, aquellos con un aumento de ingesta calórica estando en la zona roja.

Un estudio informado en julio de 2004 involucró a 126 profesionales de la nutrición con la Asociación Dietética Americana, incluidos nutricionistas deportivos, autores de libros de cocina y de nutrición, jefes de programas de bienestar hospitalario, investigadores universitarios de pérdida de peso y muchos dietistas en práctica privada. Estos investigadores nacionales sobre la obesidad coincidieron en que no podemos permitir que la población con sobrepeso aumente durante los próximos veinte años como lo ha hecho en el período equivalente anterior. Se ha enfatizado que debe formularse una estrategia para prevenir la ganancia de una a dos libras que el estadounidense promedio adquiere cada año. Aproximadamente el 65% de los adultos en Estados Unidos ahora tienen sobrepeso. Este estudio determinó los siguientes principales obstáculos:

1. La mayoría de las personas no tienen un índice realista de los tamaños de las porciones. Los restaurantes contribuyen al problema con porciones que son al menos el doble del tamaño de ración recomendado.

2. Los niños no cambian los malos hábitos alimenticios por buenos; en cambio, eligen modas que siguen solo a corto plazo y luego vuelven a su alimentación anterior.

3. La mayoría de las personas considera el ejercicio una carga y rara vez se mantienen en un programa de ejercicios.

4. Hay una gran reticencia a cambiar los hábitos alimenticios a medida que las personas se acostumbran a sus comidas favoritas.

5. Las personas no se dan cuenta de que no existe algo así como una dieta milagrosa. Lo que las personas con sobrepeso quieren escuchar es que perder peso es rápido, fácil, milagroso y requiere poco esfuerzo. No existe tal sistema.

Los nutricionistas en este estudio consideraron que un gran problema era que la actividad había sido eliminada de la vida de las personas por la tecnología moderna. Pasar de los coches, a los escritorios, a las pantallas de televisión y computadoras ha hecho que el ejercicio quede fuera del modo de vida de la mayoría de las personas.

CAPÍTULO 18

DEMENCIA

UNA CAUSA IMPORTANTE DE MUERTE que está aumentando rápidamente en su prevalencia es la demencia, y los factores dietéticos son factores contribuyentes importantes a ello. La demencia describe síntomas de pérdida de memoria, particularmente dificultades de memoria a corto plazo con el pensamiento, la resolución de problemas y la realización de actividades diarias. Estos síntomas se asocian con estado de ánimo deprimido, disminución de la actividad y retiro del trabajo y las actividades sociales.

La enfermedad de Alzheimer es la principal causa de demencia, que también puede deberse a enfermedades cardiovasculares asociadas con enfermedades del corazón y arteriosclerosis, y existen otras causas. En todo el mundo, aproximadamente cuarenta y siete millones de personas padecen demencia. La proporción estimada de la población general de sesenta años y más con demencia es de aproximadamente el 7%, una cifra que aumenta con la edad. Se ha evaluado que estos números casi se duplicarán en los próximos veinte años. No es una consecuencia inevitable del envejecimiento. Muchas personas mayores de cien años están alerta, piensan con claridad y tienen una excelente memoria.

Los factores de riesgo de la demencia son aquellos comunes a otros grandes asesinos como las enfermedades del corazón, el accidente cerebrovascular y algunos tipos de cáncer, todos los cuales están relacionados en gran medida con la dieta. Siete factores de estilo de vida durante la edad adulta tienen una influencia significativa en el riesgo de desarrollar demencia más adelante en la vida. Estos son: peso, dieta, ejercicio, niveles de colesterol, azúcar en sangre y diabetes, hipertensión y tabaquismo. En un gran estudio en Francia, se evaluó a personas mayores de sesenta y cinco años en estos siete parámetros y luego se les monitoreó durante un promedio de ocho años y medio. Para cada uno de los siete factores, en aquellos que pasaron como saludables, el riesgo de desarrollar demencia disminuyó en un 10% cada uno. El estudio demuestra claramente la conexión entre la salud cardiovascular y la resiliencia del cerebro, con exactamente los mismos factores desencadenantes clave que ocurren con los otros grandes asesinos. Por lo tanto, el riesgo de demencia se puede reducir viviendo un estilo de vida saludable y comiendo los alimentos adecuados. La edad sigue siendo un factor en la ecuación, pero el riesgo se puede reducir, y la edad, por sí misma, no es el factor principal ni siquiera un factor esencial en el desarrollo de la demencia. Lo que es bueno para el corazón, por lo tanto, es bueno para el cerebro. Los factores de riesgo están presentes durante muchos años y comienzan en la vida temprana, por lo que nunca es demasiado pronto para modificar el estilo de vida en consecuencia y tomar las medidas adecuadas para reducir el riesgo. Esto incluye hacer ejercicio de manera constante, mantenerse mentalmente activo y estar socialmente involucrado.

Por lo tanto, llevar una dieta apropiada es un factor esencial y principal para mantener la función cerebral. Este es un factor más significativo que la genética, que contribuye con un 10%. Por lo tanto, el 90% depende del estilo de vida, y en esta situación el estilo de vida depende de la dieta, y la dieta es esencial para una función genética adecuada. Curiosamente, los factores dietéticos que contribuyen al mantenimiento de la función cerebral son esencialmente aquellos que se han discutido en términos de enfermedades cardiovasculares y diabetes. Existen requisitos adicionales esenciales para el cerebro más complejo. Este es vulnerable a una dieta deficiente, las células cerebrales se renuevan continuamente, y la descomposición de proteínas y aminoácidos ayuda a formar nuevas células cerebrales. Además de la proteína, los vegetales, frutas y granos enteros suministran energía a las células. Los ácidos grasos omega-3 y, en menor medida, omega-6 contribuyen a la estructura de los revestimientos celulares. Los ácidos grasos trans, que se encuentran en grandes cantidades en la comida rápida, nuevamente son malas noticias aquí, al igual que los azúcares refinados. Estamos consumiendo más comida rápida rica en estos últimos, y esto está contribuyendo al rápido aumento de los trastornos cognitivos y la enfermedad de Alzheimer.

La dieta saludable para el cerebro debe contener carne blanca, pescado, verduras y una buena ingesta de líquidos, pero no bebidas azucaradas y altas en calorías. Algunas vitaminas son esenciales para el cerebro, particularmente las vitaminas antioxidantes A, C y E. La vitamina A se encuentra de manera saludable en las zanahorias, la vitamina E, que aumenta la entrega de oxígeno a las células cerebrales, está presente en los pimientos y el brócoli, y la vitamina C se puede encontrar en las bayas y cítricos. Las vitaminas B solubles en agua, la vitamina B12, el folato y la vitamina B6, también son estimulantes esenciales de la función celular del cerebro.

Las plantas contienen muchos antioxidantes que previenen la inflamación. Las cebollas, el ajo y las hierbas frescas son una gran fuente, al igual que en la prevención de enfermedades cardiovasculares.

La gente me preguntaba: "¿Qué hay del café?" Eso ha sido controvertido, algunos sugiriendo un mayor índice de cáncer de páncreas, aunque falta evidencia sólida al respecto. Sin embargo, el café es rico en antioxidantes, y la cafeína es un estimulante para el cerebro. La elección de la proteína es importante y corresponde directamente a la recomendada para enfermedades vasculares. La carne roja y los productos lácteos ricos como la leche con alta crema y el queso contienen grasas saturadas y deben evitarse; la leche descremada es mejor, y fácilmente te acostumbrarás a ella como reemplazo de la leche entera. He evitado mencionar la mantequilla, porque una fuente de grasa es esencial. El debate entre mantequilla y margarina continúa esencialmente sin resolverse. Sustituye la carne roja por pollo, pavo, cerdo magro y pescado. El salmón es una excelente fuente de proteína y es muy rico en omega-3.

Prohibidos en las décadas de 1950 a 1970, los huevos con alto contenido de colesterol en las yemas han sido revalorizados favorablemente con el paso de los años. Son ricos en proteínas, ácidos grasos omega-3 y otros antioxidantes. Dos a tres huevos por semana probablemente sean bastante beneficiosos, pero la cuestión sigue siendo controvertida. El papel de la grasa también sigue siendo controvertido. Demasiada grasa saturada indudablemente aumenta el riesgo de enfermedades cardíacas, diabetes tipo 2 y demencia. Un gran estudio ha mostrado que aquellos que consumen más grasa saturada tienen cuatro veces el riesgo de deterioro cognitivo en comparación con aquellos que consumen la menor cantidad. El queso puede comerse con moderación.

Hoy en día, más del 50% de los nuevos casos de demencia tienen una causa vascular o una causa mixta vascular/Alzheimer. Las intervenciones estructuradas en el estilo de vida a lo largo del tiempo pueden disminuir drásticamente el deterioro cognitivo. Al menos el 40% de la demencia es prevenible. Cambios prácticos en la dieta, los niveles de estrés, la rutina de sueño y la actividad con interacción social pueden ralentizar su progreso. Solo veinte minutos de caminata rápida al día pueden facilitar el procesamiento de la información y la función de la memoria.

Mirando hacia el futuro, dado que la enfermedad vascular puede jugar un papel tan importante en el deterioro cognitivo, se ha sugerido recientemente que una ecografía de los vasos sanguíneos en el cuello puede predecir la demencia diez años antes de que aparezcan los síntomas. Medir el grado de deterioro arterial a través de las arterias carótidas en el cuello puede predecir el daño vascular al cerebro, lo que afecta la memoria y las habilidades de pensamiento. La enfermedad vascular en el cuello debido a la hipertensión puede producir daño en vasos muy pequeños y frágiles que suministran al cerebro, causando con frecuencia pequeñas hemorragias, que pueden destruir las células cerebrales, provocando problemas de memoria y de pensamiento e incluso pequeños accidentes cerebrovasculares. Se estudiaron tres mil personas durante un período de quince años, con una medición de su pulso carotídeo de alta intensidad al inicio del estudio y una evaluación de sus capacidades cognitivas al final. Aquellos con enfermedad de la arteria carótida y un pulso de alta intensidad tenían un 50% más de probabilidades de tener un deterioro cognitivo acelerado. Esta es una causa fácilmente medible y potencialmente tratable de deterioro cognitivo en individuos de mediana edad que puede detectarse con anticipación y corregirse. No se han logrado avances importantes en el tratamiento de la demencia establecida.

En la enfermedad de Alzheimer hay una acumulación de placas amiloides pegajosas en el cerebro, que impiden que las neuronas se comuniquen. Esto puede ocurrir hasta veinte años antes de que aparezcan los síntomas. Investigadores de la Escuela de Medicina de la Universidad de Washington describieron en agosto de 2019 una prueba de sangre que tiene un 94 % de precisión para detectar la enfermedad de Alzheimer muchos años antes de que las personas desarrollen pérdida de memoria y confusión. Esto podría resultar fundamentalmente importante, no solo en la detección, sino finalmente en el tratamiento de esta enfermedad, la principal causa de muerte en los ancianos.

CAPÍTULO 19

DORMIR

Pasamos un tercio de nuestras vidas durmiendo, pero ¿es importante para la salud? Dormir es importante para mantener una buena salud. Hay poca evidencia firme e irrevocable sobre cuánto deberíamos dormir, pero se está reuniendo información que muestra que el sueño influye en el riesgo de demencia.

A medida que envejecemos, nuestros ciclos circadianos de sueño se acortan y muchos se quedan sin dormir en la vejez, pero los superadultos duermen al menos ocho horas por la noche, y una siesta durante el día ayuda a aliviar el estrés. Durante el sueño, las toxinas se eliminan del cerebro y las células se reparan y crecen. La acumulación de toxinas en el cerebro provoca inflamación, que puede destruir los vasos sanguíneos e interferir con la función celular. El sueño mejora los mecanismos celulares y puede mejorar la memoria, la memoria a corto plazo, que tiende a verse comprometida por el envejecimiento. Los patrones de sueño alterados aparecen con los primeros síntomas de la demencia y aumentan a medida que la enfermedad avanza. La eliminación de toxinas del cerebro durante el sueño puede evitar la acumulación de placas amiloides que destruyen las células cerebrales en la enfermedad de Alzheimer. Los patrones de sueño interrumpidos que se producen con la apnea del sueño, la ansiedad y la depresión se asocian con un mayor riesgo de demencia.

A lo largo de la vida, de siete a nueve horas de sueño por la noche parecen óptimas. Los patrones de sueño profundo y de ondas lentas restaurativas tienden a reducirse con la edad. El sueño también puede verse interrumpido por condiciones dolorosas como enfermedades articulares y de la espalda, y existe una alta incidencia de enfermedad por reflujo gastroesofágico, la cual se ve exacerbada al comer poco antes de acostarse.

Un ritmo de sueño regular es bueno. Se debe evitar comer en exceso o hacer ejercicio intenso a altas horas de la noche, ya que esto estimula el metabolismo. El dormitorio debe estar oscuro y en silencio. Hoy en día, muchas personas utilizan redes sociales, leen correos electrónicos y miran los teléfonos durante la noche, lo cual claramente obstruye el sueño normal. La cafeína en el café y el té debe evitarse cerca de la hora de dormir. El alcohol puede inducir el sueño, pero finalmente actúa como un estimulante, causando despertares frecuentes.

Las pastillas para dormir ciertamente pueden funcionar, pero deben evitarse si es posible. Tienden a no ser efectivas a largo plazo y pueden ser adictivas. La melatonina, la hormona del sueño, tomada en forma de tabletas, se usa ampliamente, y los niveles naturales disminuyen con la edad. Puede ser especialmente útil para los ancianos. Existen muchos remedios herbales de venta libre como la valeriana y la pasionaria, pero, en general, tienen poco valor.

Por lo tanto, el sueño es parte de la ecuación para mantener una vida larga y saludable. No solo es importante para reponer los niveles de energía. Los científicos creen cada vez más que afecta la función cerebral a largo plazo e influye en el riesgo de demencia y enfermedad de Parkinson.

CAPÍTULO 20

¿QUÉ HACER EN LA JUBILACIÓN?

LOS SUPERADULTOS TIENDEN A TENER un perfil de personalidad único, destacando el optimismo, la resiliencia y la perseverancia, algunos de los cuales pueden desarrollarse.

Deja atrás el estrés de tu trabajo. El lugar de trabajo en general se ha vuelto más burocrático, exigente, amenazante y está lleno de celos profesionales. Deja tu trabajo atrás y haz algo nuevo que disfrutes y que no sea estresante ni competitivo. Entusiasma en los pasatiempos que puedan apasionarte. Haz algún trabajo, si esto te interesa, no te estresa y no es competitivo. Elige una forma de ejercicio que te guste, desde pasear al perro hasta nadar, correr o jugar golf, tenis u otro deporte. Haz algo que disfrutes y no lo consideres una tarea o un compromiso irreversible.

No mires hacia atrás en tu vida anterior; mira hacia adelante. La retrospección crea resentimiento, infelicidad y depresión. Estos últimos sentimientos generan estrés y pueden llevar a un ataque al corazón y un derrame cerebral. Aprovecha la oportunidad para aprender cosas nuevas o asistir a clases y relacionarte con otros a través de sociedades que sean de tu interés. Salir de casa es importante, incluso ir a la cafetería o a la biblioteca. Aprender un nuevo idioma o disciplina se convertirá en un factor muy positivo en tu vida. Es bueno ser amigo de personas de todas las edades y de todos los ámbitos de la vida. Intercambiar intereses comunes con personas de edad variable es bueno, siempre que sea sobre una base de intercambio igual de información. Causa buena impresión vistiéndote bien, viéndote presentable y sin dejar que bajen los estándares. Esto creará una respuesta más positiva hacia ti por parte de los demás. Al comunicarte con otros, presta atención todo el tiempo; esto creará respeto mutuo. Voluntario en actividades, siempre que lo disfrutes, no sea estresante y la gente no abuse de tu buena voluntad. Pasar la mayor parte del día sentado frente al televisor es malo y dañará tu actitud general hacia la vida y tu positividad.

CAPÍTULO 21

DROGAS Y LONGEVIDAD

Se ha demostrado en los últimos años que varios medicamentos pueden prolongar la vida. Los fármacos antihipertensivos son abundantes y eficaces para reducir el riesgo de muerte por ataques cardíacos y accidentes cerebrovasculares. Los medicamentos de quimioterapia, aunque extremadamente tóxicos, pueden prolongar la vida e incluso curar algunas formas de cáncer. Las estatinas son un grupo de fármacos ampliamente utilizado que reduce eficazmente el colesterol y disminuye las muertes por ataques cardíacos y accidentes cerebrovasculares. También se están desarrollando nuevos fármacos; lo importante son los potenciadores de la lipasa lipoproteica, que podrían reducir sustancialmente el riesgo de enfermedad en quienes toman estatinas. Estos fármacos reducen eficazmente las grasas triglicéridas en la sangre. Se cree que tienen potencial para reducir el riesgo de ataques cardíacos y angina en un 40% y la diabetes tipo 2 en un 30%. En Gran Bretaña, seis millones de personas toman estatinas y se estima que salvan alrededor de ocho mil vidas al año. Se cree que los nuevos fármacos, los potenciadores de la lipasa lipoproteica, mejoran el control de la glucosa en la sangre en los diabéticos.

También se están desarrollando nuevos medicamentos; lo importante son los potenciadores de la lipasa lipoproteica, que podrían reducir sustancialmente el riesgo de enfermedad en quienes toman estatinas. Estos fármacos reducen eficazmente las grasas de triglicéridos en la sangre. Se piensa que tienen el potencial de reducir el riesgo de ataques cardíacos y angina en un 40% y la diabetes tipo 2 en un 30%. En Gran Bretaña, seis millones de personas toman estatinas y se cree que salvan unas ocho mil vidas al año. Se piensa que los nuevos medicamentos, los potenciadores de la lipasa lipoproteica, mejoran el control de la glucosa en sangre en los diabéticos.

Otro medicamento nuevo, la leucoserina, estimula algunas células cerebrales llamadas PDMC, neuronas que controlan el apetito. Estas células se vuelven menos eficientes con la edad, y esto puede contribuir al "aumento de peso de la mediana edad." Se ha demostrado en un gran ensayo clínico en los Estados Unidos que aquellos que tomaron el medicamento perdieron un promedio de 9 libras y 3 onzas en un año, en comparación con tres libras en los que siguieron solo la dieta. Los tratados con el medicamento mantuvieron su peso durante al menos tres años. Los grupos comunitarios de pérdida de peso afirman que pueden lograr una pérdida de peso similar, y el medicamento mencionado es costoso. No hubo efectos secundarios cardiológicos u otros adversos en comparación con la terapia farmacológica alternativa existente para la obesidad.

Se ha demostrado que la acumulación de células senescentes en el cuerpo y el cerebro está relacionada con el envejecimiento, la fragilidad, los problemas articulares, la artritis, el Alzheimer y la enfermedad de Parkinson. Estas células senescentes, también llamadas células zombis, no están completamente muertas y por lo tanto no se eliminan del cuerpo, pero son incapaces de repararse y de eliminar desechos, por lo que el cuerpo se deteriora en su presencia. Estudios en animales han demostrado que eliminar estas células revierte el proceso de envejecimiento, prolonga la esperanza de vida y restaura la juventud. Recientemente, científicos en Estados Unidos han desarrollado un fármaco que puede eliminar estas células deficientes. Un pequeño ensayo de tres semanas con catorce pacientes mostró que el fármaco parecía seguro. Los participantes pudieron caminar más rápido, levantarse mejor de la silla y tuvieron una mejora en la cognición. El autor principal de este estudio, James Kirkland de la Clínica Mayo, publicó estos datos en The Lancet, afirmando: "Este es un rayo de luz que podría realmente funcionar. Los resultados son impresionantes, y los catorce pacientes mejoraron su capacidad funcional."

Hay al menos veinte condiciones en las que las células senescentes están implicadas. Lo anterior fue un estudio inicial, y otros estudios en humanos están avanzando rápidamente. Este estudio mostró que el medicamento comenzó a eliminar las células senescentes en tan solo treinta minutos, y luego, en veinticuatro horas, todas las células moribundas habían desaparecido. También se ha demostrado una mejora en la respiración con este medicamento en pacientes que sufren de fibrosis pulmonar.

Ahora se sospecha que muchas de las enfermedades mortales asociadas con el envejecimiento comparten mecanismos comunes, por lo que los medicamentos que atacan las células senescentes o modifican sus características pueden representar una nueva vía de tratamiento para otras enfermedades del envejecimiento en el futuro. Los científicos de la Clínica Mayo ahora creen que el propio proceso de envejecimiento está asociado con la acumulación de células senescentes y es responsable de afecciones importantes como la enfermedad de Alzheimer, la enfermedad de Parkinson, la artritis, el cáncer, las enfermedades cardíacas y la diabetes, y ahora han encontrado potencialmente una manera de apagarlas.

Estos y otros nuevos medicamentos antienvejecimiento, llamados serolíticos, están siendo investigados, a diferencia de estudios de medicamentos anteriores, de manera colectiva sobre múltiples enfermedades y se evalúan por su capacidad para prevenir o aliviar la mayoría de las enfermedades relacionadas con la edad y la fragilidad. Actualmente se están llevando a cabo seis ensayos, y se están planeando más. Si tienen éxito, estiman que los medicamentos que ralentizan el proceso de envejecimiento podrían estar listos para uso general para 2022. En ratones, los medicamentos extienden la esperanza de vida en un 36%, lo que equivale a añadir unos treinta años a la vida de un ser humano y, lo que es crucial, los animales permanecieron en buena salud. El envejecimiento en sí mismo es actualmente el factor de riesgo identificable más alto para la mayoría de las enfermedades crónicas mortales, y si desarrollas una de estas, es probable que desarrolles otras.

Así, existen grandes posibilidades, en un futuro cercano, de un aumento en la longevidad, pero junto con el maratón de la vida, los factores aquí expuestos deben seguirse lo más fielmente posible.

CAPÍTULO 22

UNA CAUSA IMPORTANTE Y, A menudo, inevitable de muerte, especialmente en los jóvenes, es el trauma. Existen muchas causas de trauma grave, tanto contuso como penetrante, incluyendo caídas, accidentes de vehículos de motor, apuñalamientos y heridas de bala. En los Estados Unidos, la mayoría de las muertes causadas por trauma penetrante ocurren en áreas urbanas, y el 82% de estas muertes son causadas por armas de fuego. En el Reino Unido, donde existen leyes restrictivas fuertes sobre la posesión de armas de fuego, ha habido un aumento alarmantemente grande en las muertes por apuñalamiento. Se ha estimado que las lesiones accidentales e intencionales representan el 6% y el 3%, respectivamente, de todas las muertes.

Las principales causas de muerte postraumática son el trauma contuso, los accidentes de vehículos de motor y las caídas, seguidas del trauma penetrante, como apuñalamientos y heridas de bala. Muchas lesiones se deben al suicidio. Las lesiones ocupacionales y deportivas contribuyen a estas cifras.

Al identificar los factores de riesgo presentes en la comunidad y crear soluciones para disminuir la incidencia de lesiones, los sistemas de derivación de trauma y los centros de trauma mayor pueden ayudar a mejorar la salud general de la población. Las estrategias de prevención de lesiones se utilizan comúnmente para prevenir lesiones en los niños. Estas generalmente implican educar al público en general sobre factores de riesgo específicos y desarrollar estrategias para evitar y reducir las lesiones. Las estrategias gubernamentales, como el uso obligatorio del cinturón de seguridad, los asientos para niños en automóviles, los cascos de motocicleta y la restricción del alcohol, contribuyen a la reducción de las lesiones. Un factor preocupante son las drogas, que contribuyen sustancialmente a los accidentes de tráfico. Los medicamentos recetados, como los derivados de la hidrocodona y las benzodiacepinas, presentan el riesgo de aumentar los accidentes de tráfico, particularmente en los ancianos. En todo el mundo, las muertes por lesiones son más comunes en Rusia, África central e Indonesia.

Estos factores resultan en que el trauma sea la sexta causa principal de muerte y la quinta causa principal de discapacidad en todo el mundo. El sesenta y ocho por ciento de las lesiones traumáticas ocurren en hombres. Las personas jóvenes, al ser más activas, son propensas a lesiones traumáticas agudas, mientras que las personas mayores tienen más probabilidades de morir a causa de las lesiones que sufren. Los niños son mucho más propensos a accidentes de tráfico y ahogamientos. Por lo tanto, los accidentes son la principal causa de muerte en niños entre uno y catorce años. En los Estados Unidos, aproximadamente dieciséis millones de niños acuden a departamentos de emergencia cada año debido a algún tipo de lesión.

CAPÍTULO 23

SUICIDIO

LOS FACTORES DE RIESGO PARA el suicidio son trastornos mentales que incluyen depresión, trastorno bipolar, esquizofrenia, trastornos de la personalidad y abuso de sustancias, incluido el alcoholismo. Los factores predisponentes son situaciones estresantes como dificultades financieras, divorcio y problemas en el lugar de trabajo. El fácil acceso a armas de fuego, drogas y venenos facilita el suicidio. Los métodos de suicidio varían según el acceso a los anteriores.

Los suicidios resultaron en 828,000 muertes a nivel mundial en 2015, y los números están aumentando anualmente, lo que convierte al suicidio en la décima causa principal de muerte en todo el mundo; eso es medio por ciento de la población mundial. Los suicidios son más propensos a ocurrir en países del tercer mundo, y las tasas son globalmente más altas en hombres que en mujeres. La incidencia más alta es en personas mayores de setenta años, pero hay un pico menor entre los quince y treinta años de edad. El suicidio se fomenta como una forma de terrorismo, lo que resulta en asesinatos masivos en algunas comunidades. La eutanasia está relacionada con el suicidio, pero es menos común y es ilegal en la mayoría de los países. Muchos intentos de suicidio no se completan. Los veteranos que frecuentemente sufren de trastorno de estrés postraumático tienen un mayor riesgo, y la genética juega un papel en el comportamiento suicida.

No se conoce una causa unificadora y subyacente ni para el suicidio ni para la depresión. Sin embargo, se cree que resulta de una interacción de factores conductuales, socioambientales y psiquiátricos. Los bajos niveles de un compuesto bioquímico, designado como BDNF, están tanto directamente asociados con el suicidio como indirectamente conectados a través de su papel en la depresión mayor, el trastorno de estrés postraumático, la esquizofrenia y el trastorno obsesivo-compulsivo. Se detectan cambios en el cerebro en quienes mueren por suicidio. La química serotonina es baja en muchos que murieron como resultado del suicidio. También intervienen factores genéticos.

Las tasas de suicidio varían ampliamente entre diferentes países, siendo más altas en Rusia, China, India y Pakistán. Las tasas de muertes por cada cien mil son: Australia (8,6), Canadá (11,1), China (12,7), India (23,2), Reino Unido (7,6), Estados Unidos (11,4) y Corea del Sur (28,9). Hay alrededor de 45,000 muertes por año por suicidio en Estados Unidos, y aproximadamente 650,000 se atienden en salas de emergencia cada año debido a intentos de suicidio. En los países occidentales, los hombres superan a las mujeres en aproximadamente 1.8 a 1, aunque en China es más común en mujeres. Hay un aumento marcado en la incidencia de suicidio entre personas transgénero, lesbianas, gays y bisexuales. Se informa que las personas transgénero tienen un 40% de incidencia de intento de suicidio. El suicidio asistido por un médico es un tema altamente controvertido, siendo ilegal en la mayoría de los países occidentales.

CAPÍTULO 24

EL IMPREDECIBLE

Los factores impredecibles que pueden tener influencia en la longevidad son:

DESASTRES

- Guerras
- Refugiados
- Economía
- Clima
- Reyes y dictadores
- Suicidio

Hay muchos factores cuyo efecto sobre la longevidad es impredecible, pero que en el pasado han tenido un impacto importante y pueden tenerlo en el futuro. Con mucho, la guerra más costosa en términos de vidas humanas fue la Segunda Guerra Mundial, en la que se estima que el número total de fallecidos, incluyendo las muertes en combate y los civiles de todos los países, ascendió a setenta millones. Los hombres adultos siempre han tendido a ser los más sujetos a mortalidad. En la Guerra de Paraguay de 1864 a 1870 contra

Brasil, Argentina y Uruguay, la población de Paraguay se redujo de 407.000 a 221.000 sobrevivientes, de los cuales menos de 30.000 eran hombres adultos. No hace falta decir que la guerra ha sido un gran asesino desde el comienzo de la historia registrada. Está dicho en la Biblia que siempre habrá guerras y rumores de guerras, y hasta ahora esto ha demostrado ser cierto. Se ha estimado que entre 350 millones y más de 750 millones de personas han muerto en guerras. Históricamente, la conquista Qing del Imperio Ming hace miles de años causó más de 25 millones de muertes; las conquistas mongolas llevaron a un total de 35 millones de muertes. John F. Kennedy afirmó famosa y públicamente: "La humanidad debe poner fin a la guerra antes de que la guerra ponga fin a la humanidad."

En la era moderna, tecnologías cada vez más mortales y una población mundial en auge, que conduce a la sobrepoblación, podrían provocar una guerra nuclear y un número de muertes sin precedentes.

Durante sus vidas, muchas personas han sido desplazadas y forzadas a cruzar fronteras nacionales; a veces, la migración a gran escala ocurre como resultado de guerras o privaciones económicas. En 1917, un millón y medio de personas huyeron de la Revolución Rusa, que instauró el comunismo. Recientemente en Medio Oriente, millones han huido de Siria, y el régimen comunista en Venezuela destruyó por completo lo que era una economía vibrante y ha llevado a millones a abandonar ese país. La primera mitad del siglo XX provocó la migración a través de fronteras nacionales en Europa de millones de refugiados durante y después de dos guerras mundiales. Durante 2017, se estimó que 25,4 millones de personas fueron desplazadas a la fuerza de sus países de origen. El desplazamiento tiende a ser una situación de larga duración para la mayoría, lo que cambió totalmente su estilo de vida, su situación económica, su dieta, su salud y, junto con el estrés severo impuesto sobre ellos, resultó en una reducción de la esperanza de vida.

Los refugiados suelen reportar una salud peor que la población no inmigrante. El trastorno de estrés postraumático y la depresión son muy comunes y afectan gravemente la funcionalidad de estas personas. Las tasas de suicidio también son altas entre los refugiados.

Los reyes y dictadores han ejecutado a millones a lo largo de la historia. Más recientemente, Stalin mató a veintiún millones de su propio pueblo, Hitler mató a millones, y ahora Assad ha exterminado a millones de sirios.

El gran declive económico puede producir crisis humanitarias y muertes a gran escala. Como resultado de la crisis política en Venezuela, más de tres millones han huido de su país. La ayuda extranjera está bloqueada en las fronteras, y la desnutrición es prevalente en la población restante. Actualmente, más de mil comedores vecinales de Cáritas están operando a plena capacidad. Se necesita urgentemente ayuda alimentaria y apoyo nutricional para los niños desnutridos. La clase media más rica ha dejado el país hace tiempo. Pocas personas tienen dinero, ya que la tasa de inflación aumenta de manera exponencial. Hay pocos medicamentos disponibles para la población. Más de un millón y medio de venezolanos han ingresado a Colombia. Miles continúan cruzando la frontera cada día, y las capacidades de recepción están muy sobrepasadas. Claramente, existen muchos factores imprevistos que pueden afectar en gran medida el estilo de vida y la longevidad.

En un futuro cercano, podríamos enfrentarnos a una amenaza importante debido al cambio climático. El cambio climático ocurre cuando los cambios en el sistema climático de la Tierra resultan en diferentes patrones meteorológicos. Cambian los patrones cíclicos del océano, como la oscilación del sur de El Niño, que puede producir cambios climáticos a corto plazo. Eventos catastróficos como la colisión de un gran meteorito en el Golfo de México llevaron a la exterminación de los dinosaurios. Actualmente, se culpa a las actividades humanas por el calentamiento global presente. Se cree que el aumento en el uso de combustibles fósiles es el factor principal, y esto produce, al menos en teoría, amenazas importantes para el estilo de vida y la longevidad.

CAPÍTULO 25

CONCLUSIONES—EL RESULTADO FINAL

Un estudio reciente publicado en The Lancet ha declarado que una dieta deficiente es ahora un riesgo para la vida mayor que fumar. Con la reducción del número de fumadores y la rápida escalada del consumo de comida rápida y bebidas azucaradas, la dieta es ahora la culpable de la mayoría de las muertes tempranas. Aproximadamente una de cada seis muertes ahora está vinculada a la alimentación poco saludable. La baja ingesta de verduras, cereales integrales, fibra y frutas es el mayor problema. El consumo excesivo de carne procesada, sal y bebidas azucaradas es el problema principal. Se requiere educación para guiar a las familias hacia una alimentación saludable.

Investigadores de la Universidad de Washington han declarado que la gran mayoría de las muertes relacionadas con la dieta se deben a enfermedades cardíacas, seguidas por el cáncer y la diabetes tipo 2. Las campañas sobre la reducción del consumo de sal han perdido impulso. El noventa por ciento de los adultos no consume la cantidad recomendada de fibra. Mientras tanto, la comida chatarra está en auge, con cada vez más locales de comida para llevar abriendo, y aproximadamente el 50 % de los niños ahora tienen sobrepeso. El énfasis debería ser positivo, resaltando la importancia de los alimentos saludables en lugar de condenar directamente la comida rápida.

En Estados Unidos, se ha estimado que 171 muertes por cada cien mil personas por año están vinculadas a la dieta, y 127 por cada cien mil en el Reino Unido. Esto contrasta notablemente con las 900 por cada cien mil en Afganistán. Israel, Francia y España tenían las tasas de muerte relacionadas con la dieta más bajas del mundo, con 89 por cada cien mil. La mayoría de estas son muertes evitables. El primer paso más claro es reducir la ingesta de azúcar. El consejo que se debe dar sobre el consumo de alcohol es difícil, ya que sigue siendo controvertido. Los resultados de un estudio de diez años de Oxford y una universidad china sobre 160,000 pacientes informaron un aumento del 15% en los accidentes cerebrovasculares en personas que bebían alcohol.

En los últimos años, la comida ha pasado de ser una fuente limitada y a menudo escasa a una experiencia sabrosa y a menudo exótica. Los restaurantes han aumentado considerablemente en número y variedad; los pedidos para llevar e incluso las entregas a domicilio también se han incrementado. La mitad del dinero gastado en comida en los Estados Unidos se gasta en restaurantes. Relativamente hablando, la comida se ha vuelto mucho menos costosa. Los grupos socioeconómicos más bajos solían tener que gastar más de la mitad de sus ingresos en comida, mientras que ahora, aproximadamente el 10% del ingreso familiar se destina a ese fin. La desnutrición, que afectaba a aproximadamente la mitad de la población mundial, afortunadamente ahora es mucho más rara, afectando a alrededor del 10%. La eficiencia agrícola ha mejorado enormemente, junto con la refrigeración y la globalización de prácticamente todos los alimentos.

A pesar de estas mejoras, la revolución de la comida rápida ha socavado en gran medida la salud pública, y las dietas pobres ahora matan a una de cada seis personas. Esta es la nueva forma de malnutrición, acumulando calorías mientras se reducen los nutrientes esenciales. Estamos consumiendo muchas más calorías que nuestros antecesores, frente a nuestras computadoras y dispositivos de redes sociales. Se ha estimado que la persona promedio en Estados Unidos y el Reino Unido consume quinientas calorías más por día de lo que lo hacía en la década de 1960, y estas son el tipo de calorías incorrectas, que están cargadas de carbohidratos simples y bajas en proteínas.

El adulto promedio hoy en día come 120 gramos de verduras por día, en comparación con 450 gramos hace cincuenta años. Es asombroso considerar que McDonald's ahora es una compañía mundial, y una nueva sucursal de Domino's Pizza abre en alguna parte del mundo cada siete horas. Las hamburguesas dobles contienen tocino y queso, así como carbohidratos adicionales insertados en el pan, y un batido puede contener mil calorías. El pan ahora está saturado de azúcar, sal y conservantes para mejorar su sabor y prolongar su vida útil. Los alimentos procesados generan ganancias mucho mayores que los alimentos naturales, y hay menos desperdicio. En consecuencia, se gasta mucho más en publicitarlos. Nuestra cultura alimentaria general necesita cambiar, con mejor educación e intervención gubernamental para promover una alimentación más saludable.

Aunque pasa desapercibidamente, con una velocidad aparentemente cada vez mayor, la vida es un maratón, no una carrera de cien metros. Muchos morirán en la infancia o en sus veinte y treinta años por tumores malignos, traumas y suicidio, pero en general, estadísticamente, hay cosas que se pueden hacer para aumentar la longevidad, y la mayoría de ellas se relacionan con la dieta y, por supuesto, no fumar.

La enfermedad que más está aumentando en prevalencia es la diabetes tipo 2, que conduce a enfermedades del corazón, ceguera, insuficiencia renal, daño a los nervios y amputación de las extremidades inferiores. Ha habido hasta un aumento de diez veces en la incidencia de diabetes en los países occidentales en los últimos treinta o cuarenta años, y todo se relaciona con la dieta, siendo el azúcar el enemigo principal.

Deberías comenzar eliminando las patatas, la pasta, el pan, los pasteles y las bebidas que contienen azúcar. Un médico general, David Unwin, en Southport, Inglaterra, ha tenido un éxito notable con el programa que implementó en su práctica. En 1986, tenía cincuenta y siete pacientes en su consulta con diabetes tipo 2. Treinta años después, tenía 470, y la enfermedad se estaba desarrollando a una edad mucho más joven. Siguiendo sus consejos, el 40% de estos pacientes han revertido completamente su diabetes, y la presión arterial, el colesterol y la función hepática de todos mejoraron. Coincidentemente, han perdido un promedio de veinte libras de peso en veinte meses.

La estrategia de Unwin sigue los principios descritos en este libro. Hay siete reglas en su plan exitoso:

1. Reduce o elimina el azúcar y el almidón en los alimentos con carbohidratos. Estos incluyen cereales, pan, pasta, patatas blancas, arroz, cuscús, galletas saladas, avena, pasteles, dulces, chocolate con leche, jugo de fruta, refrescos y jarabes, que son carbohidratos.

2. Come muchas verduras en cada comida, utilizando verduras no feculentas y de ensalada como brócoli, calabacines, judías verdes, berenjenas, y reduce tu consumo de verduras de raíz.

3. Come buenas grasas. Incluye pescado graso, aceite de oliva, aceite de coco, aguacate y una cantidad moderada de grasas animales. Puedes comer frutos secos y algunos quesos, pero tienen calorías.

4. No comas demasiada fruta, y evita plátanos, mango, piña y frutas que son altas en azúcar y tienen un índice glucémico elevado.

5. Come mucha proteína, cuyas mejores formas son la carne blanca, el pollo, el pavo, el pescado y el cerdo magro. Los bistecs y las carnes rojas deben limitarse a una vez al día.

6. Deja de picar entre comidas. Ayunar entre comidas y durante la noche ayuda a mejorar la resistencia; puedes comer tres comidas al día.

7. Bebe dos litros de agua cada día. Las bebidas sin calorías también son aceptables.

Estos son los principios que ahora se han demostrado que son sólidos y científicamente creíbles, aunque pueda parecer un ejemplo extremo de comer para vivir en lugar de vivir para comer. La calidad de vida es importante. Los parámetros anteriores podrían usarse como guías útiles, pero usar algo de flexibilidad dará más disfrute al comer. En pocas palabras, aconsejo comer verduras verdes y carne blanca y pescado tanto como sea posible, mientras se observan los peligros de consumir en exceso los artículos mencionados anteriormente que están prohibidos. Además, haga ejercicio, trate de caminar diez mil pasos por día cuando pueda. Una pequeña guía útil es el Fitbit, un pequeño dispositivo electrónico del tamaño de un bolígrafo que se adhiere a la ropa y registra con bastante precisión los pasos dados, las millas caminadas y las calorías quemadas.

Buena suerte en lograr una vida larga, feliz, saludable y activa.

LECTURAS SUGERIDAS

Agatston, A. *La dieta South Beach.* Rodale, 2003.

Andrews, S., et al. *Sugar Busters.* Vermillion, 2005.

Atkins, R.C. *Revolución de la dieta que desafía la edad.* St. Martin's Press, 2000.

Atkins, R.C. *Atkins para toda la vida.* St. Martin's Press, 2003.

Barnard, N. *Alimentos que te hacen perder peso.* Avon, 2002.

Bailey, C. *La Dieta de Azúcar en la Sangre de Ocho Semanas.* Short Books, 2019.

Christou, N.V. et al. "La cirugía disminuye la mortalidad, la morbilidad y el uso de servicios de salud a largo plazo en pacientes con obesidad mórbida." *Anales de Cirugía,* 2004: 240, 416.

Estruch, R. et al. "Prevención primaria de la enfermedad cardiovascular con una dieta mediterránea." *New England Journal of Medicine,* 2013: 368, 1279.

Fontana, L. et al. "Extender la vida saludable." *Ciencia,* 2010: 328, 321.

Gebel, K. et al. "Efecto de la actividad física de moderada a vigorosa sobre la mortalidad." *JAMA,* 2015: 175, 6.

Gillespie, S. *La explosión de la diabetes en Gran Bretaña.* British Heart Foundation, 2019.

Longo, V. *La dieta de la longevidad.* Penguin, 2016.

Martin, L.F. *Cirugía de la obesidad.* McGraw Hill, 2004.

Olshansky, S.J. et al. "Disminución de la esperanza de vida en los Estados Unidos en el siglo XXI." *New England Journal of Medicine,* 2015: 352, 1138.

Ornish, D.M. et al. ¿Pueden los cambios en el estilo de vida revertir la aterosclerosis coronaria? *Lancet,* 1990: 336, 129.

Samieri, C., "Factores del estilo de vida detrás de la demencia." *JAMA,* 2019.

Taylor, T.V. *Superando la obesidad.* Vantage, New York. 2007.

Taylor, T.V. et al. *Cirugía Digestiva Superior,* Saunders, 2007.

Wilson, B. *La manera en que comemos,* Basic Books, 2019.